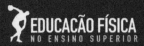

EDITORAS DA SÉRIE
IRENE CONCEIÇÃO ANDRADE **RANGEL**
SURAYA CRISTINA **DARIDO**

FUNDAMENTOS DE Ginástica Artística E DE Trampolins

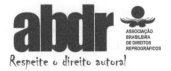

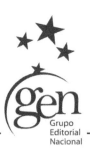

O GEN | Grupo Editorial Nacional – maior plataforma editorial brasileira no segmento científico, técnico e profissional – publica conteúdos nas áreas de ciências da saúde, exatas, humanas, jurídicas e sociais aplicadas, além de prover serviços direcionados à educação continuada e à preparação para concursos.

As editoras que integram o GEN, das mais respeitadas no mercado editorial, construíram catálogos inigualáveis, com obras decisivas para a formação acadêmica e o aperfeiçoamento de várias gerações de profissionais e estudantes, tendo se tornado sinônimo de qualidade e seriedade.

A missão do GEN e dos núcleos de conteúdo que o compõem é prover a melhor informação científica e distribuí-la de maneira flexível e conveniente, a preços justos, gerando benefícios e servindo a autores, docentes, livreiros, funcionários, colaboradores e acionistas.

Nosso comportamento ético incondicional e nossa responsabilidade social e ambiental são reforçados pela natureza educacional de nossa atividade e dão sustentabilidade ao crescimento contínuo e à rentabilidade do grupo.

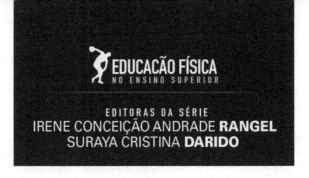

FUNDAMENTOS DE
Ginástica Artística
E DE Trampolins

Autores
Fernando Augusto Brochado
Licenciado em Educação Física pela Escola de Educação Física da Universidade de São Paulo (USP). Especializado em Ginástica e Trampolim pela Escola Superior de Esportes de Colônia, Alemanha. Docente da Universidade Estadual Paulista (UNESP), aposentado em 1996. Ex-Presidente da Confederação Brasileira de Ginástica (CBG) e da União Pan-Americana de Ginástica (UPAG). Árbitro Internacional de Ginástica Artística de 1980 a 1988.

Monica Maria Viviani Brochado
Licenciada em Educação Física pela Faculdade de Educação Física da Pontifícia Universidade Católica de Campinas (PUC-Campinas). Mestre em Ciências da Motricidade pela Universidade Estadual Paulista (UNESP). Docente da UNESP, aposentada em 2003. Árbitra Internacional de Ginástica Artística de 1980 a 1996, e de Trampolins de 1995 a 2001.

Editoras da Série
Irene Conceição Andrade Rangel
Docente nos Cursos de Graduação e Pós-Graduação do Departamento de Educação Física. Vice-Coordenadora – LETPEF – IB da Universidade Estadual Paulista (UNESP) – Rio Claro.

Suraya Cristina Darido
Docente nos Cursos de Graduação e Pós-Graduação do Departamento de Educação Física. Coordenadora – LETPEF – IB da Universidade Estadual Paulista (UNESP) – Rio Claro.

SEGUNDA EDIÇÃO

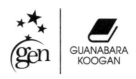

- Os autores deste livro e a EDITORA GUANABARA KOOGAN LTDA. empenharam seus melhores esforços para assegurar que as informações e os procedimentos apresentados no texto estejam em acordo com os padrões aceitos à época da publicação, *e todos os dados foram atualizados pelos autores até a data da entrega dos originais à editora.* Entretanto, tendo em conta a evolução das ciências da saúde, as mudanças regulamentares governamentais e o constante fluxo de novas informações sobre terapêutica medicamentosa e reações adversas a fármacos, recomendamos enfaticamente que os leitores consultem sempre outras fontes fidedignas, de modo a se certificarem de que as informações contidas neste livro estão corretas e de que não houve alterações nas dosagens recomendadas ou na legislação regulamentadora.

- Os autores e a editora se empenharam para citar adequadamente e dar o devido crédito a todos os detentores de direitos autorais de qualquer material utilizado neste livro, dispondo-se a possíveis acertos posteriores caso, inadvertida e involuntariamente, a identificação de algum deles tenha sido omitida.

- Direitos exclusivos para a língua portuguesa
  Copyright © 2016 by
  EDITORA GUANABARA KOOGAN LTDA.
  Uma editora integrante do GEN | Grupo Editorial Nacional
  Travessa do Ouvidor, 11
  Rio de Janeiro – RJ – CEP 20040-040
  Tel.: (21) 3543-0770 | Fax: (21) 3543-0896
  www.grupogen.com.br | faleconosco@grupogen.com.br

- Reservados todos os direitos. É proibida a duplicação ou reprodução deste volume, no todo ou em parte, em quaisquer formas ou por quaisquer meios (eletrônico, mecânico, gravação, fotocópia, distribuição pela Internet ou outros), sem permissão, por escrito, da EDITORA GUANABARA KOOGAN LTDA.

- Capa: Bruno Sales
  Editoração eletrônica: Paulo Vermelho

- Ficha catalográfica

B882f
2. ed.
    Brochado, Fernando Augusto
    Fundamentos de ginástica artística e de trampolins / Fernando Augusto Brochado, Monica Maria Viviani Brochado. - 2. ed. - [Reimpr.]. - Rio de Janeiro: Guanabara Koogan, 2019.
        il.   (Educação física no ensino superior)

    ISBN 978-85-277-2871-3

    1. Ginástica artística - Aspectos sociais. 2. Ginástica - Estudo e ensino. 3. Educação física - Estudo e ensino I. Título. II. Série.

15-29118   CDD: 796.44
                                                                                    CDU: 796.412

Apresentação da Série

Dizem que o homem é movido por esperança, entusiasmo e confiança de que o futuro será sempre melhor do que o presente. Entretanto, mesmo pensando no futuro, cremos que o presente, ancorado nas certezas do passado, também deve ser bem vivido. Nós, professoras do Departamento de Educação Física da Universidade Estadual Paulista (UNESP) de Rio Claro, junto a outros compromissados colegas, compartilhamos a esperança de que a Educação Física seja reconhecida por auxiliar na formação do cidadão, em diferentes aspectos de sua humanidade.

Há tempos muito tem sido alardeado que a Educação Física "não é mais aquela". Em linhas gerais, podemos afirmar com alguma segurança que, atualmente, a Educação Física apresenta as mesmas questões de muitas outras áreas do conhecimento; é permeada por crises paradigmáticas; realiza diversos eventos científicos e acadêmicos para discutir os seus próprios problemas; apresenta novas publicações; tem programas de pós-graduação – se não muitos, o suficiente para formar um número significativo de mestres e doutores; além de apresentar áreas de estudo demarcadas, com congressos e associações próprias.

É justamente neste período de intensas mobilizações e debates que surge, em 1984, o curso de Educação Física da UNESP/Rio Claro, composto por um grupo de professores jovens e entusiasmados, que ajudaram a construir um dos melhores cursos de graduação do país e, atualmente, assumem o encargo de publicar obras destinadas a docentes e discentes da área.

Esta série, intitulada *Educação Física no Ensino Superior*, é composta por diversas obras, cada uma contemplando o conteúdo ministrado nas diferentes disciplinas que compõem o currículo dos cursos de Licenciatura e Bacharelado de nossa Instituição. Procuramos, também, levantar possibilidades de utilização dos livros nos diversos cursos de Educação Física espalhados pelo Brasil, acreditando que o conhecimento possa ser difundido de acordo com a realidade contextual de cada curso.

É importante ressaltar que uma série como esta permite ampliar e aprofundar as discussões na área da Educação Física, em todas as suas dimensões. Assim, nossos livros, ainda que tenham em comum o fato de serem escritos, na sua maioria, por docentes do

Departamento de Educação Física da UNESP, apresentam peculiaridades relativas à área que abordam, bem como às diferentes formações dos docentes convidados. O leitor mais atento poderá, então, vislumbrar tanto aspectos comuns, como diferenciados entre os livros da série.

Entendemos que, após um longo período de crise, a Educação Física é capaz de galgar o caminho científico, seja do lado social, afetivo, biológico ou cultural. Nada mais justo, então, do que registrar, no presente momento, estes conhecimentos em forma de livro, uma das mais interessantes, revolucionárias e jamais ultrapassadas invenções sociais.

Nós, editoras da série, confiantes no compromisso dos autores de cada um dos livros que a compõem, apresentamos, com grande prazer e certa ousadia, a série *Educação Física no Ensino Superior*, compartilhando com Jorge Luis Borges[1] (2002) a compreensão de que "...um livro não deve revelar as coisas; um livro deve, simplesmente, ajudar-nos a descobri-las." (p. 15).

Seremos eternamente gratas ao Sr. Ramilson Almeida, agente literário, pela forma atenciosa com que tratou a série, pela esperança e confiança em nós depositadas, bem como à Editora Guanabara Koogan por acreditar neste projeto.

Irene Conceição Andrade Rangel
Suraya Cristina Darido

---

[1] Borges, Jorge Luis. *Cinco Visões Pessoais*. Brasília: UnB, 2002. p. 15.

Prefácio

Há muitos anos, colegas e alunos da Universidade Estadual Paulista (UNESP), onde trabalhamos de 1986 a 2005, vinham nos perguntando quando colocaríamos no papel a experiência que acumulamos durante uma vida inteira na Ginástica Artística (GA) e, mais recentemente, na Ginástica de Trampolins. Escrever um livro, no entanto, não é tarefa fácil. Principalmente quando se somam cargos de direção esportiva às atividades usuais da Universidade, como o Ensino, a Pesquisa e a Extensão.

Quando recebemos o convite para escrever este livro, resolvemos aceitar o desafio. Procuramos colocar nele aquilo que ensinamos para nossos alunos dos cursos de Educação Física: a base da GA está ao alcance de todos, mesmo daqueles que não contam com aparelhos oficiais e talento especial, além de ter muito a oferecer em termos de educação motora. As próprias características do esporte possibilitam experiências motoras diversas, o que o torna um excelente aliado na Educação Física. Por essa razão, acreditamos que a GA deveria ser utilizada intensamente como atividade educativa, desvinculada de competições.

A GA aqui apresentada, com grande quantidade de exercícios educativos para cada novo elemento, tem-se mostrado acessível e bastante motivadora para os universitários. O fato de conseguirem experimentar os exercícios, mesmo que seja com ajuda dos companheiros e em situações facilitadas por aparelhos auxiliares, faz com que os futuros profissionais enxerguem a GA com outros olhos, como uma atividade possível e não restrita a centros de treinamento altamente especializados e a praticantes com talento excepcional. Considerando ainda as dificuldades materiais comuns observadas na maioria das instituições de ensino (básico e superior), procuramos nos limitar aos aparelhos mais comumente encontrados e, também, mais fáceis de serem adaptados: o solo, o salto, a barra fixa baixa e o minitrampolim.

A Ginástica de Trampolins, outra excelente aliada dos professores para a promoção da educação motora, já não assusta os praticantes. Muito pelo contrário. O que vemos frequentemente são pessoas que utilizam o trampolim acrobático como brinquedo, tentando saltos "mortais", no sentido literal da palavra, sem qualquer noção dos riscos que estão correndo. Ao observar, no entanto, as regras de segurança reconhecidas internacionalmente para o correto uso desse aparelho, os riscos são desprezíveis. É muito importante que os profissionais da área estejam preparados para lidar com esse aparelho, uma vez que ele existe cada vez mais em diferentes locais de trabalho e de lazer.

Esperamos que este livro possa incentivar professores e estudantes de Educação Física a aproveitar a utilidade da GA e do trampolim acrobático, sem considerar as limitações de local e material, tanto nos cursos de graduação em Educação Física como em quaisquer outros locais de trabalho e lazer.

Fernando Augusto Brochado
Monica Maria Viviani Brochado

Considerações Iniciais

Esta obra pretende oferecer subsídios a estudantes e professores de Educação Física para desenvolverem um trabalho de iniciação em Ginástica Artística (GA) e de Trampolins, nos mais diversos ambientes de trabalho. O conteúdo aqui apresentado não se destina prioritariamente a equipes de alto nível competitivo, mas, sim, a todos aqueles que reconhecem nessa atividade um excelente meio de desenvolvimento das capacidades físicas básicas e de importantes aspectos psicossociais, como a disposição para enfrentar desafios, trabalhar em equipe etc.

Pretende, ainda, mostrar aos interessados que os elementos básicos da GA não são demasiados nem complexos, e que se encontram ao alcance de todos. Uma vez que, na maioria das escolas públicas ou particulares, bem como em muitos outros potenciais locais de trabalho, os futuros professores não disporão dos aparelhos oficiais de GA, demos ênfase à ginástica de solo e em aparelhos auxiliares ou adaptados. Os educativos apresentados possibilitam que qualquer pessoa, mesmo não tendo talento especial nem experiência anterior, aprenda um grande número de exercícios ginásticos com segurança.

A Ginástica de Trampolins é abordada em capítulo à parte. O trampolim acrobático (TR) é considerado um aparelho auxiliar indispensável para o treinamento de alto nível da GA, além de facilitar muito o aprendizado de exercícios ginásticos básicos. Em virtude de suas características, ele constitui um excelente meio de educação motora. Além disso, ele tem-se tornado muito popular e frequente em acampamentos de férias, hotéis, parques e outros locais de recreação e costuma ser utilizado sem qualquer conhecimento técnico, o que propicia grande risco de acidentes.

Os primeiros capítulos do livro apresentam um breve histórico da GA e do TR, sua origem e evolução, enquanto esportes de competição, nos cenários nacional e internacional. Em seguida, são apresentados conceitos básicos sobre a terminologia específica da ginástica e um breve resumo dos princípios biomecânicos, que consideramos importantes para um melhor entendimento da técnica dos exercícios, com exemplos práticos da GA. O Capítulo 4 apresenta informações teóricas sobre a prática da ginástica, desde as dificuldades encontradas nos primeiros contatos com a atividade até indicações de como planejar aulas e treinamentos.

Os capítulos seguintes são dedicados aos exercícios básicos da GA masculina, feminina e de trampolins, com ênfase nos exercícios de solo, salto, barra, minitrampolim e TR, que proporcionam uma base comum para praticantes de ambos os sexos. Para cada elemento abordado, encontra-se a descrição da correta técnica de execução com a metodologia para seu aprendizado, por meio de exercícios educativos, além de sugestões de variações e combinações de elementos. Inúmeras ilustrações facilitam o entendimento do texto.

Finalmente, são apresentadas noções básicas sobre regulamentos de competições e arbitragem, bem como as atuais exigências, no que se refere à composição de séries de competição, nas três modalidades gímnicas aqui tratadas: a Ginástica Artística Feminina, a Ginástica Artística Masculina e o Trampolim Acrobático.

Sumário

1 **Breve Histórico da Ginástica Artística, 1**
Origens da ginástica artística, 1
Federação Internacional de Ginástica, 6
Confederação Brasileira de Ginástica, 6

2 **Breve Histórico do Trampolim Acrobático (Cama Elástica), 7**

3 **Terminologia Específica e Princípios Biomecânicos Aplicados à Ginástica Artística, 9**
Terminologia, 9
    Posições básicas do corpo, 9
    Relação executante-aparelho, 9
    Sentido do movimento, 10
    Descrição de exercícios, 10
    Alguns termos específicos da ginástica, 12
Alguns conceitos biomecânicos, 13
    Tipos de movimento, 14
    Eixos de rotação, 14
    Conservação do impulso, 16
    Inércia, 17
    Ponto morto, 17
    Equilíbrio, 17
    Força, 18
    Trabalho/Rendimento, 18
    Energia, 19

4 **Introdução à Prática, 21**
Introdução, 21
Os primeiros contatos com a ginástica artística, 23
A iniciação desportiva e o treinamento de ginástica artística, 24
Planejamento de aulas e treinamentos de ginástica artística, 25
    Como planejar as aulas de ginástica artística, 25
    Planejamento de treinamento, 27

5 **Exercícios Básicos, 29**
Introdução, 29
Solo, 29
    Rolamentos, 29
    Parada de cabeça, 37
    Parada de mãos, 39
    Rolamento para trás à parada de mãos, 41
    Roda, 42
    Pré-impulso, 44
    Rodante, 45
    Ponte, 46
    Kippe, 50
    Reversão, 54
    Flic-Flac, 57
    Mortal para frente (grupado), 60
    Mortal para trás, 64
Salto, 67
    Aterrissagem, 68
    Impulsão, 69
    Saltos elementares no plinto transversal, 70
    Saltos sobre o plinto longitudinal, 72
Barra, 76
    Como construir uma barra fixa adaptada, 76
    Barra baixa, 78
    Barra alta, 85

6 Ginástica de Trampolins, 87

Introdução, 87
Minitrampolim, 87
    Aterrissagem, 87
    Adaptação ao aparelho, 88
    Salto estendido, 88
    Salto grupado, 89
    Salto afastado, 89
    Salto carpado, 89
    Saltos em pé com giros sobre o eixo longitudinal, 90
    Mergulho (peixe), 91
    Mortal para frente, 92
    Mortal para trás, 92
    Barani, 94
Trampolim acrobático (cama elástica), 95
    Regras de segurança para a ginástica de trampolim, 95
    Conceitos técnicos, 97
    Exercícios de adaptação ao aparelho, 100
    Como frear (interromper) o impulso no trampolim, 101
    Saltos em pé, 101
    Variações de saltos em pé, 102
    Salto sentado, 105
    Salto de costas (dorsal), 107
    Salto frontal (facial), 109
    Variações mais comuns dos saltos básicos, 111
    Tipos de proteção para o aprendizado dos mortais, 114
    Mortal para trás, 116
    Mortal para frente, 118
    Barani, 120
    Salto ¾ para frente, 121
    Salto ¾ para trás, 122
    Cody (5/4 de mortal para trás, partindo da aterrissagem frontal), 123

7 Competições de Ginástica Artística | Regulamentos e Códigos de Pontuação, 127

Introdução, 127
Competições de ginástica artística, 127
Provas ou aparelhos de competição, 128
Avaliação das séries, 129
Composição das bancas de arbitragem para cada aparelho, 129
    Cálculo da nota final, 129
Avaliação das séries femininas, 130
    Generalidades, 130
    Componentes da avaliação, 130
    Salto, 131
    Paralelas assimétricas, 133
    Trave de equilíbrios, 134
    Solo, 135
Avaliação das séries masculinas, 136
    Generalidades, 136
    Componentes da avaliação, 136
    Solo, 137
    Cavalo com alças, 138
    Argolas, 138
    Salto, 139
    Paralelas, 140
    Barra fixa, 140

8 Regras Básicas de Competição da Ginástica de Trampolim, 143

Composição da série, 143
Avaliação das séries de trampolim, 144
    Execução, 144
    Tempo de voo, 144
    Dificuldade, 144
A nota final, 145
Procedimentos de competição, 146
Nomenclatura internacional | Exercícios básicos, 146

Bibliografia, 147
Índice Alfabético, 149

Breve Histórico da Ginástica Artística

Origens da ginástica artística

As origens da ginástica são muito antigas. O termo "ginástica" existe há milhares de anos, significando atividade física, educação física, ginástica terapêutica, e era usado por diversos povos. No início do século XVIII ocorreu um grande impulso no sentido de valorizar e incentivar a prática da ginástica, com a criação de programas e escolas, principalmente na Europa. Muitas foram as pessoas que contribuíram para esse desenvolvimento, como Basedov, Gutsmuts, Ling, Spiess e Eiselen. A prática da ginástica, no entanto, era limitada às escolas privadas e a fins militares.

Ludwig Friedrich Jahn (1778-1852) foi o primeiro a tirar a ginástica das instituições privadas de ensino e levá-la para o povo. Jahn, considerado o "pai da ginástica artística", também criou o termo *Turnen*, alemão, para substituir a palavra *Gymnastik*, usada na época. Jahn era professor em Berlim, em duas diferentes instituições (*Berlinisch-Köllnisches Gymnasium* e *Plamanns Anstalt*). Os alunos de *Plamann*, que estavam sob a responsabilidade de Jahn, faziam excursões com seu professor nos dias livres, saindo dos portões da cidade para se exercitar e jogar nos campos e nadar no canal. Essa atividade de lazer se tornou um hábito. Outros interessados do *Gymnasium* aderiram às atividades físicas de Jahn, que aconteciam regularmente às quartas e sábados, à tarde, na *Hasenheide* (campo dos coelhos), um parque que existe até hoje (Figura 1.1).

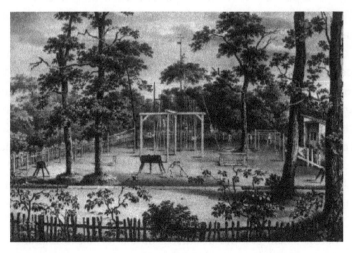

Figura 1.1 O campo de ginástica na *Hasenheide*. (Reproduzida de Forum für Sportgeschichte; in STEINS, 1986, p. 27.)

Em 1810, quando se iniciaram as atividades, havia cerca de 20 praticantes, no outono. No inverno, as atividades eram suspensas. No início do verão de 1811, as atividades foram retomadas, agora em um espaço cercado, dentro da *Hasenheide*. Os primeiros aparelhos de ginástica foram montados e o termo *Turnen*, criado por Jahn em substituição à palavra *Gymnastik* usada até então, passou a ser utilizado.

Os aparelhos de ginástica eram feitos com recursos do próprio Jahn e pelas mãos dos próprios ginastas, que também providenciavam a manutenção e a ampliação da aparelhagem utilizada. O interessante da ginástica (*Turnen*) é que ela era praticada ao ar livre e oferecia a possibilidade de atividade física a qualquer pessoa. Com o tempo, adultos da cidade de Berlim passaram a se juntar aos alunos dos ginásios berlinenses. Nesse primeiro ano de atividades regularizadas no campo cercado, cerca de 300 pessoas foram vistas praticando ginástica e, em 1812, esse número já chegava a 500.

Em função da escassez de aparelhos no campo de ginástica, boa parte das atividades se restringia a jogos, que incluíam corridas pelos campos próximos à *Hasenheide*. Para conseguir recursos para construir mais aparelhos, os ginastas passaram a recolher contribuições, distribuindo "crachás" de couro, que serviam como comprovantes de filiação ao grupo. Participantes menos abastados podiam participar das atividades sem custos. A vestimenta a ser usada para a prática, segundo Jahn, devia ser durável e permitir todos os movimentos do corpo. Ele sugeria que a vestimenta fosse igual para todos, casaco e calças de linho cru, cinza, para evitar a distinção entre ricos e pobres.

Durante as aulas de ginástica, os ginastas evitavam o consumo de qualquer doce, tabaco ou álcool. A alimentação no campo de ginástica se limitava a pão, sal e água de fonte, que tinha que ser trazida da cidade pelos apreciadores da ginástica. A caminhada de ida e volta para o campo era considerada uma importante parte dos exercícios ginásticos, já que "caminhar, correr, saltar, lançar, sustentar-se, são exercícios que nada custam, que podem ser praticados em toda parte, gratuitos como o ar". Para Jahn, um campo de ginástica deveria sempre estar localizado no meio do verde, longe da cidade e de suas más influências.

Além de Jahn, outras pessoas contribuíram para o sucesso da ginástica na *Hasenheide*. Johann Jakob Wilhelm Bornemann, diretor geral de loterias e poeta, conseguiu que as autoridades tolerassem as atividades e até as apoiassem com alguns recursos financeiros, até 1814. Durante os meses de inverno, os ginastas líderes, ou seja, aqueles que orientavam os demais nas atividades, passavam por provas teóricas sobre o conteúdo da ginástica, em um conselho de ginástica (*Turnrat*). Aí destaca-se a atuação de E.B. Eiselen, responsável pela parte metodológica do livro *Die Deutsche Turnkunst* (*A Arte Alemã da Ginástica*), lançado em 1816 em conjunto com Jahn.

Pequenas notas nos jornais começaram a divulgar as atividades desenvolvidas por Jahn, chegando a comparar a *Hasenheide* a uma miniatura de jogos olímpicos, chamando atenção para o grande número de espectadores que ela atraía. Considerando a situação da Alemanha, na época dominada pelos franceses, outros artigos publicados em jornais berlinenses em 1812 davam mais destaque à ligação prática da ginástica artística (GA) com a formação militar:

"Enquanto outros fazem grandes discursos sobre a formação militar, um professor mostrou na prática, sem alarde, como se prepara a juventude para a guerra. Isso não acontece como nas casernas, através da prática com armas e marchas, mas através do aumento da força muscular, da velocidade e flexibilidade, que se consegue com os exercícios. Se a juventude se exercitar no escalar, saltar, carregar, equilibrar, lutar e correr, ela também vai ser capaz de atirar e acertar, marchar, fazer evoluções e manter o alinhamento."

Outros relatavam:

"É impressionante como até os garotos aparentemente mais fracos são capazes de escalar, lutar e se equilibrar sobre uma trave, demonstrando grande resistência em todas as atividades. Quem tem juízo se alegra com isso; logo a maioria vai pensar assim. Fica-se feliz também ao ver o filho do prefeito igualado ao filho do burguês. Alguns acham que a ginástica afasta os garotos do estudo, como se já não tivéssemos criado suficientes *sabichões*, sem com isso ter avançado um único passo. Outros acham que é uma nova loucura. Um dos observadores escreveu ao pai de um desses garotos que ele deveria tirar o filho das atividades, pois ele estaria sendo treinado para as artes do roubo... Esses cegos não enxergam que, entre todas as nações, será mais poderosa aquela que tiver, de sobra, os guerreiros mais habilidosos e corajosos."

Essa era a interpretação que a opinião pública fazia das atividades desenvolvidas por Jahn. No entanto, ela ignorava um importante aspecto da ginástica de Jahn. Muitas vezes, ele afirmou, enfaticamente, que o campo de ginástica não era um campo de exercício militar e que também deveria ser livre da rigidez escolar. A GA, para ele, era um elemento importante da educação popular e deveria "resgatar a regularidade da formação humana, atribuindo importância ao corpo, em contraponto à espiritualização exclusiva, contrabalançando o refinamento através da masculinidade reconquistada, e abranger e envolver o homem como um todo, em uma convivência jovial".

Em 1813, a GA sofreu bastante, porque diversos ginastas participaram na guerra pela libertação contra a dominação francesa, e o campo de ginástica foi destruído por vandalismo. Em 1814, iniciou-se a reconstrução e a ampliação, com grande energia. Em 1817, o campo estava tão ampliado, que acomodava de 1.400 a 1.600 ginastas, com condição de praticar atividades simultaneamente. O campo, segundo relato de Bornemann, continha os seguintes implementos para prática de diferentes atividades físicas, que no seu conjunto eram chamadas de *Turnen*:

- Uma depressão no terreno, em forma de cunha, mais profunda do lado mais largo, que deveria ser ultrapassada com ajuda de varas ou sem elas.
- Pares de postes para saltos em altura, com furos para graduação da altura das hastes metálicas que sustentavam as cordas a serem ultrapassadas. Faziam-se saltos com impulso em um ou dois pés.
- Carneiros ou cavalos de voltear (os precursores dos atuais cavalos com alças), de diferentes alturas, onde eram executados exercícios de impulsos de pernas em cima e ultrapassando o cavalo.
- Barras paralelas, que tinham a função de preparar os ginastas para os exercícios no cavalo, desenvolvendo a força de apoio necessária.

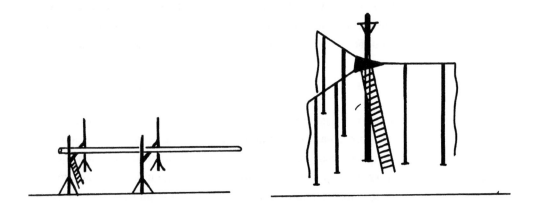

Figura 1.2 Tronco de equilíbrios e mastro triplo.

- Um tronco de árvore, apoiado horizontalmente sobre suportes, a 152 cm do chão, com a extremidade mais fina em balanço, para exercícios de equilíbrio, o precursor da atual trave de equilíbrios. Dois ginastas podiam se colocar simultaneamente sobre o aparelho e tentar desequilibrar um ao outro, através de movimentos do tronco em balanço ou com leves toques no companheiro (Figura 1.2).
- Um mastro de navio com 15 m de altura, com barras horizontais no alto, das quais pendiam cordas. Apoiada no mastro, uma escada. Ali eram executados exercícios de escalar. As barras horizontais serviam para passar do mastro à corda, à escada, ou ao contrário, em posição cavalgada. Os garotos mais jovens de 8 a 10 anos não tinham permissão de atravessar a trave horizontal. Muitas vezes um segundo ginasta subia pela corda, enquanto outro descia, o que exigia que um escalasse por cima do outro, demonstrando grande habilidade (Figura 1.2).
- Três mastros para escalada, muito lisos, que exigiam muita força de preensão de mãos e pés.
- Um mastro triplo, composto por mastros ligados por traves horizontais, com cordas e uma escada inclinada, que possibilitava diversos tipos de atividades: subir ou descer a escada sem auxílio das mãos; subir a escada, suspenso pelas mãos pelo lado de trás, sem apoio dos pés; balançando nas cordas, procurar chegar à posição sentada sobre as traves horizontais etc.
- Diversas barras horizontais, em diferentes alturas, para exercícios de suspensão. Os mais habilidosos faziam diversos tipos de giros com muita segurança e beleza.
- Pistas para corridas, em linha reta e em círculos, onde eram feitas corridas de velocidade e de resistência, ou de perseguição, individualmente ou em grupos.
- Local para arremesso de dardos, com dois troncos de carvalho como alvos. Os troncos tinham uma cabeça reforçada com ferro; estavam colocados sobre um rolo e tombavam quando atingidos. Os lançamentos eram feitos em linha reta ou em parábola.
- Área para lutas livres. Por maior que fosse a ambição ou o esforço dos lutadores, as lutas começavam e terminavam sempre com alegria e pacificamente. Havia lutas com a participação de duas, três ou mais pessoas, onde um lutador grande enfrentava dois ou três menores, por exemplo. A luta em grupos exigia muita habilidade e produzia grupos muito interessantes. Todas as ações deveriam ser leais, encarando o oponente de frente, sem ataques pelas costas.

No meio do campo havia uma cobertura para guardar as roupas dos participantes, que abrigava ainda uma lousa, onde era escrita a mensagem do dia.

A partir de 1814, o ponto alto das atividades ginásticas passou a ser o Festival de Ginástica realizado em comemoração à batalha de Leipzig, sempre no dia 18 de outubro. O campo de ginástica já se tinha tornado uma grande atração da cidade de Berlim e milhares de pessoas compareciam para ver as apresentações. Ludwig Friedrich Jahn, excelente orador, começou, em 1817, a fazer discursos nacionalistas, condenando a presença francesa na Prússia. Chegou a ser vítima de investigação policial, em função da linguagem ofensiva que utilizava.

Em 1819, Jahn, assim como outros ginastas, foi considerado revolucionário, acusado de conspiração e, posteriormente, preso. As atividades na *Hasenheide* foram proibidas. Como muitos jovens queriam continuar praticando a ginástica, passaram a se reunir em lugares fechados, particulares. Para que isso fosse possível, Jahn modificou aparelhos que eram usados em campo aberto e criou outros que pudessem ser utilizados em locais pequenos, fechados, muitas vezes até em porões. A Federação Internacional de Ginástica (FIG) situa nesta época, por volta de 1820, a origem da GA como esporte de rendimento.

Jahn foi reabilitado em 1825, porém proibido de fazer contato com a juventude estudantil. Em 1842, foi definitivamente liberado e honrado com a Cruz de Ferro, alta distinção alemã. Nessa época, também, Frederico Guilherme IV aprovou a seguinte proposta dos ministros da Guerra, do Interior e de Instrução: "... que os exercícios corporais sejam reconhecidos como parte indispensável da educação dos jovens e que sejam adotados no programa de educação popular".

A partir de então, a GA (*Turnen*) de Jahn se propagou rapidamente pela Alemanha. Os ginastas criavam sociedades ginásticas, que existem em grande parte até hoje. Na maioria dos lugares, não havia professores pagos. Os ginastas mais experientes ensinavam aos menos experientes, mas todos participavam e criavam novos elementos. Paralelamente, desenvolviam-se atividades gímnicas nas escolas e universidades.

Na Suíça, os primeiros treinadores das sociedades ginásticas eram os professores de ginástica das escolas, assim como foi Jahn, em Berlim. No século XIX, a GA e a Educação Física estavam muito ligadas. Segundo Huguenin, sem a longa tradição da educação física, não haveria ginástica de competição. A diferenciação entre as duas atividades, que veio a se tornar quase um abismo, começou no início do século XX, com o surgimento do esporte e as tendências divergentes das diversas nações.

No Brasil, a ginástica foi introduzida por imigrantes alemães que vieram para o Rio Grande do Sul e Santa Catarina, principalmente, a partir de 1824. Seguindo a tradição que traziam da Alemanha, eles fundaram diversas sociedades ginásticas (*Turnverein*). Essas sociedades tinham a finalidade inicial de servir como ponto de reunião e apoio dos imigrantes, passando a seguir a desenvolver atividades de lazer e depois também atividades gímnicas propriamente ditas. A primeira sociedade ginástica a ser fundada no Brasil foi o Turnverein Joinville, no ano de 1858. A partir de então, outras sociedades foram fundadas, na sua maioria por estrangeiros, com mais frequência no sul do país, mas também no Rio de Janeiro e São Paulo.

Federação Internacional de Ginástica

No fim do século XIX, já havia um grande número de sociedades ginásticas espalhadas pela Europa. A primeira agremiação nacional de ginástica surgiu na Suíça, em 1832, época em que o movimento ginástico estava proibido na Alemanha. Em 1860, foi criada a Deutsche Turnerschaft, na Alemanha; em 1865, a Federação da Bélgica; em 1867, a Federação da Polônia; em 1868, a holandesa, e em 1873, a União de Sociedades de Ginástica da França.

Em 1881, N.J. Cupérus, belga que dedicou a vida à Educação Física, convidou representantes das diversas federações nacionais europeias a participarem de um encontro realizado por ocasião do Festival Federal de Ginástica, por ele organizado em Liège, Bélgica. Ali, com a presença de representantes holandeses, franceses e belgas, foi fundado o Comitê Permanente das Federações Europeias de Ginástica, também denominado de Federação Europeia de Ginástica, tendo como primeiro presidente o próprio Nicolas Cupérus. A partir de 1921, passou a se denominar FIG, tendo ainda, até 1924, Cupérus como presidente.

Atualmente, a FIG, cuja sede se localiza na cidade de Moutier, Suíça, conta com mais de 100 países filiados. Sua estrutura inclui o Comitê Executivo, composto pelo presidente, vice-presidente, secretário e representantes dos comitês técnicos das diversas modalidades gímnicas subordinadas à figura a saber: GA feminina, GA masculina, ginástica rítmica, ginástica geral, trampolim acrobático, ginástica aeróbica, além da comissão médica e outros.

Confederação Brasileira de Ginástica

A GA brasileira foi oficializada somente em 1951. Nesse ano, as federações do Rio de Janeiro, São Paulo e Rio Grande do Sul se filiaram à Confederação Brasileira de Desportos (CBD), que, através do Conselho de Assessores de Ginástica, passou a dirigir o esporte no Brasil. Também, em 1951, foram realizados os primeiros Campeonatos Brasileiros e o Brasil se filiou à Federação Internacional de Ginástica, adquirindo, assim, o direito de participar em eventos internacionais.

Em 1978, a ginástica se desmembrou da CBD, sendo então criada a Confederação Brasileira de Ginástica (CBG). O primeiro presidente eleito foi o Sr. Siegfried Fischer, do Rio Grande do Sul, grande entusiasta da ginástica brasileira e maior responsável pela sua inserção no cenário internacional. O Sr. Fischer foi reeleito para uma segunda gestão, permanecendo na presidência da CBG até 1984. Em 1980, foi eleito para integrar o Conselho Executivo da Federação Internacional de Ginástica. Em 1988, foi eleito vice-presidente da FIG, cargo que ocupou até a sua morte, em 2003. Os demais presidentes da CBG foram:

- 1985 a 1987: Fernando Augusto Brochado.
- 1988 a 1990: Mário Cheberle Pardini.
- 1991 a 2008: Vicélia Angela Florenzano.
- 2009 a 2016: Maria Luciene Cacho Resende.

Atualmente, a CBG conta com filiados em 23 estados e no Distrito Federal: Alagoas, Amazonas, Bahia, Ceará, Espírito Santo, Goiás, Maranhão, Minas Gerais, Mato Grosso do Sul, Pará, Paraíba, Pernambuco, Paraná, São Paulo, Piauí, Rio de Janeiro, Rio Grande do Norte, Rondônia, Roraima, Rio Grande do Sul, Santa Catarina, Sergipe, Tocantins.

Breve Histórico do Trampolim Acrobático (Cama Elástica)

2

As origens do trampolim acrobático (TR) são de difícil determinação. Implementos que facilitam o impulso para a execução de acrobacias foram usados desde a Idade Média, em apresentações circenses. O aparelho conhecido atualmente foi criado pelo americano George Nissen, nos anos 1930 (século XX). Ele e Larry Griswold difundiram a modalidade nos EUA e criaram as bases para o seu desenvolvimento técnico e metodológico. Já em 1941, foi realizada a primeira competição de TR, em Dallas, Texas, em conjunto com o campeonato anual de ginástica da *Amateur Athletic Union*. Em 1955, ele apareceu, pela primeira vez, nos Jogos Panamericanos.

Dos EUA, o TR foi levado para a Suíça por Kurt Baechler, ainda nos anos 1950. Em poucos anos conquistou toda a Europa. O primeiro país a fundar uma federação nacional de trampolim foi a Escócia, em 1958.

Em 4 de março de 1964, foi criada a Federação Internacional de Trampolim (FIT), em Frankfurt, Alemanha. René Scherer foi o primeiro presidente eleito. No mesmo ano, foi realizado o primeiro campeonato mundial, em Londres. Até 1967, os mundiais aconteceram anualmente. A partir de 1968, a cada 2 anos. Em 1969, foi realizado o primeiro Campeonato Europeu, em Paris, também com periodicidade bianual.

Nos anos 1970, foram introduzidas as provas de duplo minitrampolim e *tumbling* no programa de competições da FIT. Em 1973, foram realizados os primeiros Jogos Mundiais por Idades, evento que reúne participantes a partir dos 10 anos de idade, divididos em 4 categorias. Em 1980, aconteceu a primeira edição da Copa do Mundo; em 1981, o TR foi incluído no *World Games* e teve seu primeiro campeonato Pan-Pacífico. Em 1986, havia 30 nações filiadas à FIT. Em 1988, ela foi reconhecida pelo Comitê Olímpico Internacional.

Nos anos 1990, a FIT sofreu diversas modificações estruturais, até que, em 1999, se dissolveu, passando a integrar a Federação Internacional de Ginástica. O Campeonato Mundial realizado em 1999 em Sun City, África do Sul, deu início à nova fase do trampolinismo internacional, classificando os saltadores que levariam o TR à sua primeira participação em Jogos Olímpicos, em Sydney, 2000.

No Brasil, o trampolim competitivo foi introduzido pelo professor José Martins Oliveira Filho, de São Paulo, no final da década de 1970. Com o tempo ele se difundiu também nos estados do Rio de Janeiro e Minas Gerais, mais recentemente no Mato Grosso do Sul, Goiás, Pernambuco e Espírito Santo.

Em 1990, foi realizado o primeiro Campeonato Brasileiro de Trampolim Acrobático, na cidade de Mogi Mirim, São Paulo, por iniciativa do professor Fernando Augusto Brochado. Nessa ocasião, foi fundada a Associação Brasileira de Trampolim Acrobático (ABRATA), que reunia clubes e outras entidades dos Estados de São Paulo e Rio de Janeiro. O primeiro presidente eleito foi o professor José Martins Oliveira Filho. No mesmo ano, o Brasil conseguiu sua filiação junto à Federação Internacional de Trampolim, durante o Congresso realizado na cidade de Essen, Alemanha. Ali também se deu a primeira participação de uma delegação brasileira em um campeonato mundial de TR e nos Jogos Mundiais por Idades. Desde então o Brasil vem participando de todos os campeonatos mundiais e jogos por idades, com delegações cada vez mais numerosas e resultados bastante expressivos.

Em 1995, havendo três estados com federações legalmente constituídas, São Paulo, Rio de Janeiro e Minas Gerais, foi criada a Confederação Brasileira de Trampolim Acrobático (CBTA), que substituiu a ABRATA. No ano seguinte, foi incorporada mais uma modalidade à CBTA, a Ginástica Acrobática, e a CBTA passou a Confederação Brasileira de Trampolim e Esportes Acrobáticos (CBTEA). Entre 1999 e 2000, assim como aconteceu internacionalmente, também no Brasil o TR foi integrado à Confederação Brasileira de Ginástica e a algumas federações estaduais. No entanto, algumas federações específicas continuaram a existir, como a Federação Paulista de Trampolim e Esportes Acrobáticos.

Agentes importantes na divulgação e no desenvolvimento do trampolinismo no Brasil foram os cursos técnicos e de arbitragem aqui realizados, com a colaboração de professores estrangeiros, bem como a sua introdução nas escolas superiores de educação física. O curso de graduação em Educação Física da Universidade Estadual Paulista (UNESP), *campus* de Rio Claro, já em 1989, foi o primeiro a oferecer a disciplina Trampolim Acrobático em sua grade curricular.

Terminologia Específica e Princípios Biomecânicos Aplicados à Ginástica Artística

3

Terminologia

Um dos fatores mais importantes no processo ensino-aprendizagem é um bom entendimento entre as partes envolvidas, o professor e o aluno. Para que haja esse entendimento, é essencial que os termos utilizados sejam adequados e tecnicamente corretos. Um dos objetivos cognitivos das aulas de ginástica é justamente ensinar a terminologia específica do esporte, ao apresentar aos alunos novos movimentos e equipamentos a serem utilizados.

Posições básicas do corpo

As posições básicas do corpo, independente de sua relação com o aparelho, são as seguintes:

- Posição estendida: caracteriza-se pela ausência de ângulos nas articulações do quadril e joelhos.
- Posição grupada: caracteriza-se pela flexão das articulações do quadril e joelhos.
- Posição carpada: caracteriza-se pela flexão do quadril e extensão dos joelhos.
- Posição afastada: caracterizada pelo afastamento das pernas; quando alcança os 180°, é chamada de espacato, apresentando duas opções: afastamento anteroposterior e afastamento lateral.
- Posição afastada-carpada: além do afastamento lateral das pernas, há uma flexão do tronco para frente.

Relação executante-aparelho

Para descrever a situação do executante em relação ao aparelho, utilizamos os seguintes termos:

- Facial ou de frente: o executante tem o aparelho à sua frente.
- Dorsal ou de costas: o executante tem o aparelho atrás de si.
- Lateral ou de lado: o aparelho se encontra ao lado do executante.

Além dessa relação, é necessário considerar ainda as posições, do ponto de vista mecânico, que representam determinadas situações de equilíbrio (estável ou instável) do corpo e estão relacionadas com o aparelho ou a superfície de apoio sobre o qual ele se encontra.

Podemos diferenciar variações de posições de pé, deitadas, em suspensão ou em apoio.

Equilíbrios ou paradas

Nos equilíbrios, o centro de massa (CM) se encontra acima do ponto de contato com a superfície de apoio. Há diversos tipos de equilíbrios, entre eles posição de pé, sobre um ou dois pés, posição ajoelhada, parada de cabeça, parada de mãos, parada de ombros, equilíbrio facial sobre uma perna (avião), entre outros.

Entre as posições deitadas distinguimos o decúbito dorsal (de costas para o solo), o decúbito ventral (de frente para o solo) e o decúbito lateral.

Suspensão

Chamamos de suspensão as posições nas quais a linha dos ombros se encontra abaixo do aparelho. Diferenciamos as seguintes variações:

- Suspensão alongada.
- Suspensão invertida (de cabeça para baixo), que pode ser estendida ou não.
- Suspensão facial: quando estamos com a barra à nossa frente.
- Suspensão dorsal: quando as costas estão voltadas para a barra.
- Suspensão afastada: com as pernas afastadas.
- Suspensão em um ou dois joelhos.

Apoio

São chamadas de apoio as posições em que o peso do corpo é sustentado prioritariamente sobre os braços. Distinguem-se:

- Apoio facial (ou de frente): quando se está de frente para a superfície de apoio.
- Apoio dorsal (ou de costas): quando se está de costas para a superfície de apoio.
- Apoio lateral (ou de lado).

Sentido do movimento

Para descrever o sentido do movimento, o correto é dizer: *PARA frente, PARA trás* ou *PARA o lado*. Por exemplo: evite a expressão *mortal de costas*, pois o correto é *mortal para trás*.

Descrição de exercícios

Ao descrever um exercício, executado em algum aparelho, é necessário *definir a situação* do executante com relação ao aparelho e o *sentido* do movimento a ser executado. Considerando que grande parte dos exercícios da ginástica depende de impulsos para uma boa execução, a posição de partida também é muito importante e deve sempre ser bem-definida. Por exemplo: partindo *de costas* para a parede, apoiar as mãos no solo, escalar a parede com os pés até a posição de apoio invertido (próximo à parada de mãos), flexionar os braços e a cabeça e executar um rolamento *para frente*, na posição *grupada*.

Além disso, dependendo da posição e do aparelho em que o executante se encontra, nem sempre a terminologia usual da ginástica artística (GA), no que se refere ao sentido do movimento, corresponde ao sentido de rotação do corpo do executante observado. Na GA, portanto, usa-se a denominação descrita a seguir (Figura 3.1).

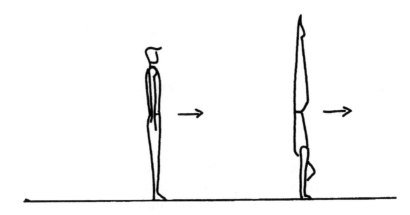

Figura 3.1 Sentido do movimento para frente na posição de pé e em parada de mãos.

- Quando em posição de pé (cabeça para cima):
  - Exercícios, ou rotações, para frente são aqueles em que a face, ou a parte da frente do corpo, está voltada no sentido do movimento.
  - Exercícios para trás são aqueles em que as costas estão voltadas para o sentido do movimento.
- Quando em posição invertida (de cabeça para baixo):
  - Exercícios para frente são aqueles em que as costas estão voltadas no sentido do movimento.
  - Exercícios para trás são aqueles em que a face, ou parte da frente do corpo, está voltada no sentido do movimento.

Exercícios para o lado são aqueles em que o lado esquerdo ou direito do corpo estão voltados para a direção do movimento, independente de o executante estar de cabeça para cima ou para baixo.

Nos *balanços em suspensão ou apoio*, o que define o sentido do movimento, no que se refere à nomenclatura utilizada na GA, é a percepção do executante. Veja o exemplo: em balanço, o corpo roda ao redor de um eixo fixo, quando em suspensão na barra fixa, por exemplo, ou semifixo, os ombros do executante, quando em apoio nas paralelas. O executante sente o balanço para frente quando as pernas são levadas para onde ele está olhando, embora um observador externo enxergue uma rotação para trás (Figura 3.2). Quando as pernas são levadas na direção das costas, sente que o balanço é para trás, apesar de se observar uma rotação do corpo para frente.

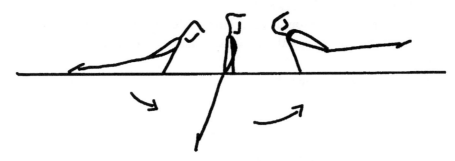

Figura 3.2 Sentido do balanço para frente no apoio nas paralelas.

    Quando o balanço parte da parada de mãos (cabeça para baixo), a percepção do executante coincide com o sentido da rotação. O giro gigante para frente é aquele em que as costas estão voltadas para o sentido do movimento. Por essa razão, ele é chamado, por algumas pessoas, de giro gigante de costas. O giro gigante para trás é aquele em que o ventre está voltado para o sentido do movimento. Portanto, alguns o chamam de giro gigante de frente.

Alguns termos específicos da ginástica

A GA e o trampolim acrobático (TR) utilizam ainda alguns termos característicos, que não são encontrados em outras modalidades esportivas. Alguns deles são de origem estrangeira e comuns em todo o mundo. Outra particularidade é atribuir aos exercícios novos, originais, o nome de seus criadores. A seguir apresentamos alguns dos termos mais utilizados.

Kippe

Palavra de origem alemã, utilizada internacionalmente, que significa báscula. *Kippes* são executados em todos os aparelhos que permitem suspensão, nas mais diversas variações. O movimento que caracteriza esse grupo estrutural é o seguinte: partindo de uma posição carpada, consegue-se a elevação do CM, através da extensão parcial e dinâmica do quadril, lançando as pernas para cima e para frente, seguida de bloqueio dessa extensão, de forma que o impulso obtido pelas pernas seja transferido para o tronco. Como consequência dessa característica, as pernas devem obrigatoriamente estar estendidas, para que possam desempenhar a sua função e elevar o tronco. Uma boa postura, portanto, é essencial para a eficiência técnica do movimento.

Em cada aparelho, o *kippe* sofre certas adaptações, em função das características do mesmo. Quando realizado no solo, ele foge bastante da descrição acima, pois leva à extensão total ou até à hiperextensão do quadril. Por essa razão, o *kippe* de cabeça ou de nuca é considerado por alguns autores uma variação das reversões.

Reversão

Reversão é uma rotação na qual, partindo de posição de pé, o executante passa pelo apoio invertido e chega à posição de pé novamente. Reversões podem ser executadas para frente, para trás e para o lado, com ou sem fase de voo.

- Rodas e rodantes são reversões laterais.
- Ponte é o nome dado às reversões lentas, sem fase de voo, para frente e para trás.
- As reversões saltadas, ou com fase de voo, executadas para frente, são chamadas de reversão, simplesmente.
- *Flic-flac* é uma reversão saltada para trás.

Mortais

Rotações de no mínimo 360°, em fase de voo, sobre o eixo transversal (mortais para frente e para trás) ou anteroposterior (mortais para o lado).

Giros

Giros são rotações completas, executadas sobre eixos fixos (barras paralelas ou barra fixa) ou semifixos (argolas), nas quais a posição de partida e chegada se assemelham.

Oitavas e sublançamentos (movimentos de Felge)

Oitavas e sublançamentos são rotações para trás, sobre eixos fixos ou semifixos. Através de um movimento dinâmico de flexão e extensão da articulação do quadril, combinado com a ação dos braços de puxar ou empurrar, o exercício permite a elevação do corpo, de forma que a rotação passe a um movimento de translação na direção dos pés, predominantemente. O quadril se aproxima e se afasta da barra em distintos momentos.

Dominações

Dominações são rotações do corpo para frente ou para trás, sobre um eixo fixo ou semifixo. Através do impulso das pernas com posterior bloqueio, combinado com pressão dos braços sobre o ponto de apoio das mãos, consegue-se a elevação do corpo, que se encontrava em suspensão, ao apoio ou parada de mãos.

Giros sobre o eixo longitudinal

Giros sobre o eixo longitudinal podem ser combinados com os demais tipos de movimentos e recebem diferentes denominações:

- Parafuso: quando realizado em combinação com mortais.
- Pirueta: giro sobre o eixo longitudinal, em um salto em pé, sem rotação de mortal, ou com apoio sobre um pé (giros de dança).
- Câmbio: quando executado em parada de mãos.

Alguns conceitos biomecânicos

A GA apresenta exercícios com características muito especiais, em função dos aparelhos utilizados e da capacidade de movimento do ser humano. Para poder descrever esses movimentos, necessitamos de sistemas de referência, aos quais pertencem os aparelhos (incluindo o tablado de solo ou colchões), o espaço, o tempo e a trajetória do movimento.

Dependendo do aparelho, encontram-se exercícios de apoio, de suspensão, saltos, voos, com rotações, em diferentes direções ou então estáticos. O ginasta deve aprender a rolar, saltar, equilibrar-se, dominar o corpo no ar, mesmo em posições incomuns, como de cabeça para baixo e girando. Os aparelhos também determinam quais os grupos musculares mais solicitados. Nesse sentido, podemos dividir as atividades ginásticas em dois grandes grupos:

- Quando se trabalha em suspensão ou apoio nas barras paralelas masculinas e femininas, na barra fixa, nas argolas ou cavalo com alças, os braços, ombros e tronco são os maiores responsáveis pela força desenvolvida.
- Já na trave de equilíbrios, no solo e no salto, utiliza-se, principalmente, a musculatura de pernas e tronco, sendo que braços e ombros também atuam nos momentos de apoio.

Em princípio, o ginasta está sempre confrontando sua força muscular (interna) com a força da gravidade (externa) e as possibilidades de movimento dos diferentes aparelhos. A técnica correta de execução de cada movimento ginástico permite que o ginasta utilize sua força de forma econômica e eficiente. Para identificar a técnica mais adequada de cada tipo de movimento é necessário conhecer e observar as leis básicas da mecânica, relacionando-as às funções biológicas do ser humano e às características dos aparelhos. Apresentamos, a seguir, alguns conceitos básicos de biomecânica, de forma bastante resumida e simplificada, mas com exemplos específicos da GA, que poderão auxiliar professores e praticantes no entendimento dos exercícios ginásticos.

Tipos de movimento

Os exercícios da ginástica podem ser descritos como movimentos de rotação (angular) ou de translação (linear). A maioria deles, no entanto, apresenta uma combinação desses dois tipos. Um giro gigante é uma rotação. Um salto vertical é um movimento de translação. Já durante um salto reversão por sobre o cavalo, pode-se observar tanto o movimento de translação, decorrente da velocidade da corrida de aproximação (o ginasta se desloca para frente, durante o salto), quanto a rotação do corpo do executante.

Eixos de rotação

Eixos do corpo humano

Cada corpo apresenta três eixos teóricos, conhecidos como eixos principais, que passam pelo seu centro de gravidade. As rotações são normalmente descritas com base nesses eixos, perpendiculares entre si. Quando nos referimos ao corpo humano, os eixos são representados por linhas imaginárias, sendo eles o *eixo longitudinal* (EL), que vai da cabeça aos pés, o *eixo transversal* (ET), da esquerda para a direita, e o *eixo frontal ou anteroposterior* (EF), da frente para trás (Figura 3.3).

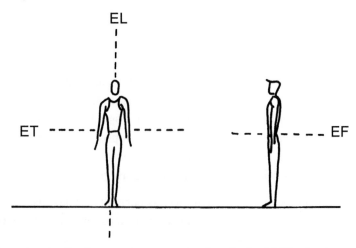

Figura 3.3 Os eixos de rotação do corpo humano: eixo longitudinal (EL), eixo transversal (ET) e eixo frontal ou anteroposterior (EF).

Além dos eixos do próprio corpo, sobre os quais acontecem as rotações, quando o corpo se encontra livre no ar, temos ainda outros eixos de rotação a considerar, que dependem do aparelho e do tipo de movimento a ser executado.

Podemos diferenciar três tipos de eixos de rotação (ER).

Eixo de rotação fixo

Eixo fixo horizontal

Encontrado na barra fixa, nas barras paralelas simétricas e assimétricas. Nesses aparelhos, o corpo gira em um plano vertical, tanto para frente como para trás, em suspensão alongada, flexionada (dorsal) ou em apoio braquial (suspensão braquial).

Eixo fixo com movimento pendular

Característico das argolas, observa-se o eixo fixo representado pelo ponto de fixação dos cabos das argolas no suporte, e as próprias argolas, que balançam, mas atuam como eixo de rotação dos movimentos executados pelo ginasta. O ginasta executa movimentos para frente ou para trás, e as argolas se movimentam para trás, para frente ou para os lados, dependendo do movimento do ginasta.

Eixos fixos passageiros

São aqueles observados nos exercícios de solo, trave de equilíbrios e salto. No momento da impulsão sobre os pés, ou de apoio das mãos, o corpo gira ao redor do ponto de contato com a superfície (Figura 3.4).

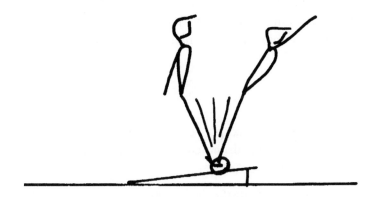

Figura 3.4 Exemplo de eixo fixo passageiro: o momento da impulsão na prancha de salto.

Eixo de rotação semifixo

Em exercícios de balanço em apoio, como os executados nas paralelas masculinas e femininas, observa-se a rotação do corpo ao redor do eixo formado pelos ombros. Para equilibrar este movimento de rotação, é necessário modificar a posição do ombro, deslocando-o para frente ou para trás. Por isso o eixo de rotação representado pelos ombros, nesse tipo de movimento, é considerado semifixo.

Nos exercícios pendulares no cavalo com alças (as tesouras), em que as pernas balançam de um lado para o outro, os ombros são deslocados lateralmente. Já nos movimentos circulares no cavalo com alças, os volteios, as rotações observadas são completamente diferentes. A circundução quase horizontal das pernas e tronco ao redor dos braços, que podem ser considerados um eixo de rotação, próximo da vertical, implica a movimentação dos ombros em sentido contrário (Figura 3.5).

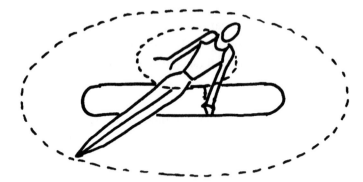

Figura 3.5 Exemplo de eixo de rotação semifixo: os ombros durante os volteios no cavalo com alças.

Eixos livres

Quando um corpo se encontra livre no ar, em voo, ele forma um sistema fechado em si. Qualquer rotação executada nesta situação terá como eixo uma linha que passa obrigatoriamente pelo CM do executante. Essas rotações sem apoio ou contato com qualquer superfície são encontradas nos mortais, nas fases aéreas das reversões e em qualquer elemento de voo. As rotações podem ocorrer sobre qualquer dos eixos imaginários do corpo humano, ou ainda de forma combinada, sobre mais de um eixo, como ocorre durante um mortal com parafuso.

Conservação do impulso

Quando uma força é aplicada sobre um corpo, de forma a provocar um impulso de rotação, o momento de rotação permanecerá igual, enquanto esse corpo não for obrigado, por forças externas, a mudar o seu "estado de rotação".

a) A velocidade de rotação depende da distância da aplicação da força em relação ao eixo de rotação, da sua duração e da sua magnitude. Se os segmentos que compõem o corpo que está rodando forem aproximados do eixo de rotação, de forma a diminuir o raio, aumenta a velocidade de rotação do corpo. Por isso é possível executar um duplo mortal grupado na mesma altura em que se executa um mortal simples estendido.

b) No caso de um movimento pendular, na fase descendente, há um aumento da velocidade, até que o corpo esteja perpendicularmente abaixo do eixo de rotação. Na fase ascendente, a velocidade diminui, em virtude da ação da gravidade e do atrito, perdendo-se altura no balanço.

Para ultrapassar a altura original, o CM do pêndulo deve ser aproximado do eixo de rotação, a partir do ponto mais baixo do balanço, de forma a aproveitar o impulso obtido na fase descendente, o que se consegue com flexões nas articulações do ombro e do quadril.

Inércia

Todo corpo conserva a situação em que se encontra (estático ou em movimento), enquanto não sofrer a ação de alguma força externa. Na corrida para um salto, por exemplo, o ginasta se desloca praticamente em linha reta, em um movimento de translação para frente. Durante a fase de impulsão sobre a prancha, que dura frações de segundo, o CM do ginasta continua se deslocando para frente, em função da inércia, o que faz com que o corpo rode em torno do ponto de apoio dos pés (Figura 3.4).

Quando o executante, durante um balanço, solta a barra, o corpo continua girando no ar, no mesmo sentido. Isso significa que, partindo de um balanço para frente na barra, por exemplo, se houver impulso suficiente e a soltura das mãos ocorrer no momento correto, é possível completar uma rotação, ou seja, um mortal para trás. De um balanço para trás é possível executar um mortal para frente.

Por essa mesma razão, é muito importante orientar os alunos iniciantes sobre o momento adequado para soltar a barra, quando fazendo exercícios de balanço, evitando que aconteçam rotações parciais e o aluno se acidente.

Ponto morto

Chamamos de *ponto morto*, nos movimentos de balanço, o instante em que o movimento ascendente se encerra e o movimento descendente ainda não se iniciou. A percepção e o bom aproveitamento desse momento são essenciais para a execução de muitos exercícios na GA, já que nele o corpo não está rodando nem para frente, nem para trás.

Equilíbrio

Um corpo está em *equilíbrio* quando as forças que nele atuam se anulam, fazendo com que ele mantenha a situação em que se encontra. Na mecânica, diferenciam-se três tipos de equilíbrio.

Equilíbrio instável

O CM do corpo se localiza acima do ponto de apoio (ou eixo de rotação). Se ele é tirado dessa posição, ele roda, perdendo altura em relação à posição original. A parada de mãos e as posições de equilíbrio sobre um pé ou joelho são exemplos característicos.

Equilíbrio estável

O CM localiza-se abaixo do eixo de rotação. Se o corpo é tirado dessa posição, sua tendência é voltar à situação inicial. A suspensão na barra caracteriza bem essa situação.

Equilíbrio neutro

Se o corpo é movimentado, seu CM mantém a altura em relação à superfície de apoio ou eixo de rotação.

Na ginástica, encontram-se situações que apenas se aproximam do equilíbrio neutro, como os rolamentos.

No entanto, podem ser encontradas posições de equilíbrio misto. Em um apoio nas paralelas masculinas, por exemplo, temos os ombros e as mãos como possíveis eixos de rotação. Nos balanços, quando pernas e corpo são levados para frente, girando sobre os ombros, os braços vão para trás, girando sobre as mãos. O CM está abaixo da linha dos ombros, o que seria estável, para o eixo representado pelos ombros, porém acima do apoio das mãos, o que torna o equilíbrio instável, em relação ao eixo por elas representado (Figura 3.6).

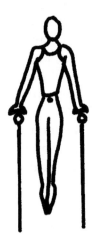

Figura 3.6 Exemplo de posição de equilíbrio misto: o apoio nas barras paralelas.

Força

Chamamos de *força* o efeito capaz de modificar a forma ou o movimento de um corpo. Cada força atuante (ação) provoca uma reação.

As forças produzidas pela musculatura do ser humano são chamadas de forças internas. As forças que atuam sobre o ser humano são chamadas de forças externas. Com o auxílio das forças internas, o ser humano é capaz de agir contra as forças externas (gravidade, atrito), movimentando-se ou atuando sobre outros objetos.

Se a força muscular atua para baixo (força interna), a reação faz com que o corpo se movimente para cima, contra a força da gravidade.

As forças utilizadas na ginástica nos diferentes aparelhos são chamadas de força de impulsão, que nos permite saltar; força de apoio, que nos permite exercitar nas barras paralelas, no cavalo com alças e realizar uma boa repulsão de braços no salto e no solo; e força de preensão, das mãos, necessária para nos segurarmos nos aparelhos.

Trabalho/Rendimento

Se uma força desloca um corpo, elevando-o em determinada altura, por exemplo, chama-se isso de trabalho. Ao trabalho realizado em certo espaço de tempo dá-se o nome de rendimento, ou seja, se um indivíduo eleva determinada carga, ou o peso do próprio corpo, subindo uma escada, por exemplo, ele está realizando um trabalho. Quando relacionamos o trabalho realizado ao tempo gasto para realizá-lo, falamos de rendimento. Na GA, não se utiliza esta definição física de rendimento. Se um ginasta, partindo da suspensão na barra, eleva seu CM, para chegar ao apoio, isso corresponderia a um trabalho realizado. Esse trabalho pode, no entanto, ser feito de diferentes formas. Dizemos, então, que o ginasta teve certo rendimento, executado com uma determinada técnica, que, no exemplo citado, poderia ser uma subida em oitava ou um *kippe*.

Energia

Energia é a capacidade de executar trabalho. Aqui trataremos apenas da energia mecânica, aquela que um corpo possui em virtude de sua movimentação, de sua posição em relação à superfície da Terra ou por ter sido deslocado de sua posição original. Distinguimos três tipos de energia.

Energia potencial

É a energia estocada em um corpo, quando ele se encontra elevado em relação à superfície da Terra. Quando um ginasta se encontra sobre qualquer aparelho, ele tem energia potencial, pois seu CM está elevado em relação ao solo.

Energia cinética

É a capacidade de um corpo realizar trabalho, em virtude da velocidade em que se encontra. Ao realizar uma saída do aparelho, percebe-se a energia cinética, do movimento descendente, que deverá ser absorvida no momento do impacto com o solo. A energia cinética obtida pelo ginasta em uma corrida de aproximação para um salto faz com que ele continue se deslocando para frente, durante a fase de impulso.

Energia de tensão

É a energia estocada em um corpo elástico, quando ele se deforma. Esse tipo de energia pode ser observada nos aparelhos de ginástica modernos e tem a finalidade de facilitar a execução dos exercícios ginásticos. Os exemplos mais evidentes são os trampolins e pranchas de salto, mas ela também se encontra nas barras paralelas e na barra fixa.

Introdução à Prática

4

Introdução

A ginástica artística (GA) apresenta uma grande riqueza de movimentos e variedade de provas ou aparelhos oficiais. Além disso, o trabalho com GA costuma incluir exercícios no trampolim acrobático (cama elástica), atividade praticamente indispensável para um bom desenvolvimento técnico e que proporciona um excepcional controle corporal, especialmente quando em fase aérea. Por essa razão, estas modalidades gímnicas são excelentes promotoras do desenvolvimento físico e motor dos seus praticantes. Deveriam, portanto, ser muito mais utilizadas nas aulas de educação física nas escolas e também como iniciação desportiva generalizada em clubes e centros esportivos. Pode-se dizer, com segurança, que uma criança que praticar ginástica na infância, aprender a nadar e fizer um trabalho generalizado de habilidade com bolas estará apta a ter sucesso em qualquer modalidade esportiva, quando adolescente ou adulto. Mesmo que não tenha interesse, oportunidade ou condições de se especializar em alguma modalidade esportiva, será um indivíduo melhor capacitado a se integrar à sociedade e viver uma vida mais saudável.

Como esporte de competição, a GA exige muito tempo de preparação, antes que se obtenha algum resultado. Exige que o professor escolha métodos que permitam um bom aproveitamento do tempo disponível, tanto no que se refere à preparação técnica, quanto à aquisição da condição física indispensável à sua prática.

Muitos profissionais acreditam que a GA é uma modalidade esportiva muito complexa para ser aplicada em qualquer lugar e por qualquer professor. Esta convicção pode ser decorrente de diversos fatores, entre os quais poderiam ser destacados os seguintes:

- O número e a suposta complexidade dos movimentos a serem ensinados parece muito grande
- As condições materiais são frequentemente insuficientes.
- O tempo gasto com montagem e desmontagem de aparelhos é considerável.
- A condição física do aluno muitas vezes deixa a desejar.
- As experiências próprias do professor, às vezes insuficientes, outras vezes negativas, criam barreiras e fazem com que o profissional se sinta inseguro no trabalho com essa modalidade esportiva.

Todos estes fatores parecem intransponíveis. Para uma boa iniciação, no entanto, basta se ater a um número relativamente pequeno de exercícios básicos, característicos desse esporte.

Partindo desses elementos básicos, é possível adquirir confiança e competência suficientes (tanto aluno, quanto professor) para, posteriormente, desenvolver elementos mais complexos.

Partindo das atividades naturais básicas, como andar, correr, escalar, saltar, pendurar-se, balançar, rolar, empurrar, puxar, equilibrar, pode-se chegar aos movimentos fundamentais da GA. A GA é, sem dúvida, um esporte completo, desenvolvendo em seus praticantes diversas qualidades físicas, morais e intelectuais, como força, coordenação, flexibilidade, resistência, reflexo, memória, concentração, coragem, companheirismo e disciplina, entre outras. Ela tem muito a oferecer, além do aprendizado dos exercícios ginásticos propriamente ditos. Segundo Knirsch, através das aulas de ginástica, as crianças deveriam:

- Na área cinestésica:
  - Obter experiência espacial, através de balanços, saltos, apoios, giros e voos.
  - Aprender a controlar os movimentos em situações difíceis (como de cabeça para baixo ou suspenso em um aparelho).
  - Melhorar sua consciência corporal, aprendendo a avaliar e controlar a posição dos diversos segmentos corporais.
  - Experimentar a própria força e reconhecer os seus limites.
  - Possibilitar a utilização adequada dessa força, no que se refere a direção, tempo e intensidade.
  - Aprender a ordenar os próprios movimentos, no que se refere a distância, altura e profundidade e à própria consciência corporal.
- Na área sócio-emocional:
  - Mostrar como se resolve uma tarefa em conjunto.
  - Aprender a compreender o colega.
  - Auxiliar na satisfação da necessidade própria de movimento.
  - Possibilitar um aprendizado sem medo.
  - Ajudar a eliminar sentimentos de medo, através de ajuda externa, com a presença de companheiros e aparelhos auxiliares.
  - Oferecer situações desafiadoras, de forma que as crianças possam aprender a reconhecer perigos, avaliar o risco e experimentar possíveis soluções.
  - Permitir a vivência da alegria e satisfação em função do próprio sucesso e do sucesso dos companheiros.
  - Oferecer experiências de sucesso para influenciar positivamente a estrutura de sua personalidade.
- Na área cognitiva:
  - Possibilitar a percepção de que é possível executar movimentos idênticos, similares, assim como diferentes, em função da diversidade dos aparelhos utilizados.
  - Possibilitar a compreensão de como aparelhos e colchões devem ser montados, colocados e desmontados, de forma a evitar acidentes e traumatismos.
  - Aprender a terminologia dos diferentes movimentos da ginástica, para permitir sua correta utilização.

- Ajudar a construir imagens adequadas de movimentos e mostrar como elas auxiliam a identificar eventuais causas de falhas.
- Permitir a compreensão e o reconhecimento das relações entre movimentos corporais e leis mecânicas.
- Permitir a compreensão e o reconhecimento das relações entre força e flexibilidade como condição essencial para o aprendizado de elementos técnicos básicos.
- Ajudar a comunicar aos companheiros suas falhas e ajudar na sua correção.
- Entender a necessidade e o "porquê" de manter a concentração e a atenção, durante a aula ou o treinamento.
- Entender que para cada movimento há uma determinada fase que é mais importante.
- Através do conhecimento dessa fase principal, identificar como deve ser o auxílio para o movimento.

Os primeiros contatos com a ginástica artística

Ao iniciar um trabalho com GA, especialmente com crianças, a ênfase deve ser colocada no desenvolvimento das qualidades físicas básicas, especialmente força e flexibilidade, que darão condições aos praticantes de desenvolver suas habilidades motoras. Normalmente, as maiores deficiências observadas são da musculatura de tronco e braços, responsáveis pelo apoio e suspensão, já que, hoje em dia, a maioria das crianças não usa essa musculatura em suas brincadeiras. Portanto, antes de iniciar qualquer atividade nos aparelhos, ou mesmo no solo, é necessário desenvolver condições mínimas que permitam aos alunos sustentar o peso do próprio corpo em situações diferenciadas, como apoiados sobre as mãos, pendurados, saltando de planos elevados etc.

Para esse fim, devem ser utilizados movimentos naturais, que partam das atividades da vida diária, como correr, saltar e escalar. Para desenvolver a musculatura de apoio, incluindo tronco e braços, a melhor estratégia é utilizar a quadrupedia, com toda a sua diversidade, aproveitando ainda a linguagem figurativa, adequada para crianças: andar como cachorrinho, caranguejo, elefante, carrinho de mão, saltar como o coelho e tantas outras variações. O trabalho de quadrupedia é um dos aspectos mais importantes para uma boa preparação para a GA, pois todos os aparelhos incluem situações de apoio. No solo, o apoio está presente nas paradas de mãos, em todos os tipos de reversão e mesmo nos rolamentos. Os saltos por sobre o cavalo exigem muita força para conseguir uma boa repulsão de braços que permita a execução de saltos de maior dificuldade. O cavalo com alças é um aparelho exclusivamente de apoio. As paralelas masculinas e as argolas alternam exercícios de apoio e suspensão. Mesmo as barras assimétricas e a barra fixa, aparelhos caracterizados por elementos de impulso e balanço, em suspensão, também apresentam apoios passageiros.

A *flexibilidade* também deve ser trabalhada regularmente. Ela é necessária para garantir a grande amplitude de movimentos característica da GA e é ainda muito importante para evitar lesões. Paralelamente ao desenvolvimento das condições físicas, deve-se oferecer às crianças oportunidade de melhorar suas *habilidades motoras*. Para tanto, são suficientes alguns poucos aparelhos, comuns a meninas e meninos: colchões ou tablado para os exercícios no solo; uma barra baixa, que pode ser até uma barra de jardim; o plinto, para saltos;

trave baixa ou banco sueco, para exercícios de equilíbrio. O banco sueco é um aparelho auxiliar bastante versátil e costuma ser pouco aproveitado. Na posição normal, como banco, ele permite combinações de saltos e apoios, que podem servir de educativos para elementos básicos do solo, como, por exemplo, a roda: de pé, ao lado do banco, apoiar as mãos sobre o banco e passar uma perna de cada vez para o outro lado do banco, fazendo uma tesoura para trás.

Para um bom desenvolvimento motor, especialmente no que se refere ao controle do corpo no ar, o minitrampolim e o trampolim acrobático (cama elástica) são muito úteis. O trabalho nos trampolins exige formação específica e muito cuidado com a segurança, já que 90% dos acidentes em trampolins relatados em estudos e grupos de interesse ocorrem em atividades recreativas, sem orientação de profissionais especializados. Portanto, inicie o trabalho nos trampolins com todo o cuidado, observando as informações apresentadas no capítulo correspondente.

Na primeira fase de contato com a GA, que também poderia ser chamada de ginástica infantil ou educativa, não é necessário que os exercícios sejam executados com técnica e postura perfeitas, mas sim que a mecânica básica dos movimentos seja bem aprendida. Assim, deve-se observar, em cada exercício, qual a fase mais importante e procurar corrigir os erros mais graves. Por exemplo, nos rolamentos, o mais importante a ser aprendido é a posição do corpo que permite *rolar*. A criança deve entender que seu corpo deve transformar-se em uma bola, para rolar suavemente. Para isso, as costas devem estar arredondadas, o queixo próximo ao peito, as pernas flexionadas e próximas ao tronco. Nessa fase, não importa se as pernas estão ligeiramente afastadas e os pés flexionados, ou se a criança se apoia nas mãos para levantar. Estes detalhes podem ser corrigidos posteriormente.

Ao trabalhar os saltos, em qualquer situação, sejam eles no solo, por sobre obstáculos (plinto, cavalo) ou nas saídas de aparelhos, preste especial atenção à aterrissagem. Cada queda em posição de pé deve ser bem amortecida, utilizando a flexão dos tornozelos, joelhos e quadril, e procurando evitar uma flexão exagerada do tronco à frente. Aterrissagens duras, com pernas estendidas, podem causar lesões sérias. Aprendendo a aterrissar da forma correta, a criança se protege de traumatismos que podem não ser sentidos imediatamente, mas ter consequências com o passar do tempo. Em caso de aterrissagens desequilibradas, com grande momento de rotação, os alunos devem aprender a amortecer a queda rolando, em vez de tentar brecar o movimento bruscamente, com apoio das mãos e braços estendidos. Desta forma podem ser evitadas lesões nos punhos, cotovelos e ombros.

A iniciação desportiva e o treinamento de ginástica artística

Na fase de iniciação desportiva, os exercícios experimentados anteriormente devem ser aprimorados, introduzindo-se nas aulas uma maior preocupação com a técnica e a postura ideal de execução. O trabalho de flexibilidade e de força deve ser reforçado. Especial atenção deve ser dada ao desenvolvimento da musculatura do tronco, que garante a postura adequada e permite aos ginastas realizar com segurança exercícios de grande dificuldade, prevenindo problemas de coluna. O trabalho de força deve visar principalmente a musculatura abdominal e glúteos, que mantêm a cintura pélvica alinhada, agindo contra uma eventual lordose, mas também devem ser trabalhados todos os demais grupos musculares do tronco, que garantem sustentação à coluna vertebral. O desenvolvimento da força específica para a GA pode e deve ser feito com a utilização de exercícios característicos da GA. Assim, pode-se obter, além da melhora da força, uma melhora técnica também. Exercícios adequados para treinamento simultâneo de força e técnica são, por exemplo: as paradas de mãos, mantendo a posição por tempo mais prolongado, caminhando ou executadas na força, sequências de subidas em oitava ou de *kippes* nas barras; posições estáticas como esquadros, nos diferentes aparelhos.

O trabalho de flexibilidade, a partir dessa fase, deve ser intensificado. As articulações mais importantes a serem trabalhadas são a coxofemoral (quadril), responsável pela amplitude nos afastamentos de pernas e pela flexão do tronco sobre as pernas, muito utilizados na GA, e a articulação escapuloumeral (ombros), que permite movimentos amplos de braços, soltura nos balanços em suspensão e facilita um perfeito alinhamento dos braços em relação ao tronco em todas as posições alongadas, como as paradas de mãos. Uma boa flexibilidade do tornozelo contribui para o amortecimento nas aterrissagens (flexão) e para uma boa postura de pés (extensão).

Nesta fase, também se deve iniciar o treinamento diferenciado para meninos e meninas, nos aparelhos específicos de cada sexo. A parte acrobática do solo é comum, porém as meninas devem iniciar paralelamente o aprendizado dos elementos de dança, característicos das provas de solo e trave, como saltos, giros e ondas corporais.

Em cada aparelho existe uma ordem pedagógica para o ensinamento dos exercícios, partindo do mais simples para o mais difícil. O domínio dos elementos mais simples facilita o aprendizado dos mais complexos. Além disso, exercícios básicos são frequentemente utilizados como preparação para os mais complexos. Por exemplo, é mais fácil executar o *flic-flac* se ele for precedido de um rodante (desde que este seja bem executado). Os mortais para trás mais complexos são sempre executados depois de rodantes e *flic-flacs*, pois eles dão impulso ao mortal. Portanto, é conveniente não ter pressa e trabalhar bem cada passo, antes de passar ao degrau seguinte.

Planejamento de aulas e treinamentos de ginástica artística

As primeiras aulas de GA devem atender a dois requisitos básicos: estimular os alunos a se movimentarem e oferecer-lhes a oportunidade de conseguir grandes êxitos, para que se sintam motivados a continuar participando das atividades. As tarefas, portanto, devem ser desafiadoras, mas estar ao alcance de todos.

Como planejar as aulas de ginástica artística

Uma aula ou treinamento de GA deve sempre iniciar-se com um aquecimento das grandes funções do organismo, circulação e respiração, de forma a preparar essas funções para o trabalho a ser realizado. Para tanto, podemos utilizar corridas leves (trote), saltitamentos e atividades rítmicas, que podem ser apresentados também em forma lúdica, especialmente quando se tratar de turmas de crianças.

A segunda parte da aula tem como finalidade preparar os músculos e articulações por meio de exercícios de mobilidade articular e elasticidade muscular, ou seja, os chamados exercícios de alongamento ou de flexibilidade. Para a GA, é de capital importância uma grande flexibilidade das articulações escapuloumeral (ombros) e coxofemoral. Nessa parte da aula, também podem ser incluídos exercícios de força de natureza leve.

Na terceira parte da aula, será dispensada atenção ao treinamento técnico dos movimentos ginásticos e suas combinações, nos aparelhos oficiais ou auxiliares, como banco sueco, trampolim, plinto etc. Os exercícios e aparelhos a serem trabalhados dependerão do nível de desenvolvimento do grupo em questão e dos objetivos a serem alcançados.

Após o treinamento técnico, podemos realizar o treinamento específico de força, que deverá levar em conta as necessidades individuais dos alunos, inclusive no que se refere à faixa etária, calendário de competições e outras variáveis referentes ao planejamento mais amplo das atividades. Esse treinamento tanto pode ser feito nos aparelhos de ginástica, como em máquinas de musculação, com pesos, lembrando sempre de adequar a atividade ao grupo com o qual estamos trabalhando. Para um treinamento de força para crianças, aconselhamos exercícios naturais, sem o uso de pesos e, se possível, de forma lúdica. Neste sentido, todas as formas de quadrupedia têm lugar de destaque.

No dia a dia, as pessoas usam muito menos a musculatura dos membros superiores, em comparação aos membros inferiores (andamos o dia todo apoiados nas pernas), e, na ginástica, ao contrário, existe uma predominância de apoio e suspensão pelos membros superiores, especialmente no setor masculino. Por esse motivo, insistimos em uma preparação rigorosa da musculatura da cintura escapular, tronco e membros superiores.

Atenção especial também deve ser dada à musculatura abdominal, não só necessária para a boa execução de muitos movimentos ginásticos, mas também pela sua importância na questão postural, contribuindo para evitar uma lordose acentuada. Glúteos fortalecidos e psoas ilíaco alongado favorecem o correto posicionamento da pelve, colaborando também para evitar a lordose lombar.

Enfim, pela complexidade da modalidade e pela diversidade de movimentos e provas, a preparação física deve ser intensa e completa, ou seja, atingindo toda a musculatura e todas as articulações. Além do trabalho de força e flexibilidade, a preparação física deve ser complementada ainda com um trabalho de resistência, potência muscular e velocidade.

Em se tratando de turmas de treinamento, com sessões de maior intensidade e duração, convêm submeter os ginastas, no final de cada treino, novamente a exercícios de alongamento, leves, incluindo movimentos de soltura ou descontração muscular, ou mesmo massagens com essa finalidade.

Para facilitar o aprendizado dos exercícios ginásticos, usamos, normalmente, diversos aparelhos auxiliares, como: banco sueco, plinto, barra baixa, trave baixa, minitrampolim, trampolim acrobático (cama elástica), cogumelo, carneiro, entre outros. Implementos manuais também podem ser utilizados, tanto para o treinamento físico, quanto técnico: cordas simples ou elásticas, bolas, halteres, arcos etc. Exemplos de utilização dos diversos aparelhos auxiliares serão apresentados mais adiante.

Planejamento de treinamento

Um planejamento de periodização de treinamento com finalidade competitiva, de forma sucinta e resumida, deveria seguir um calendário que considerasse basicamente as seguintes orientações.

▶ **1ª fase.** No início do período de treinamento, deve-se dar muita atenção à preparação física generalizada, incluindo trabalho específico de força, flexibilidade e resistência. Nesta fase, o trabalho técnico será voltado para o treinamento de exercícios isolados, sendo eles movimentos novos a serem aprendidos ou movimentos conhecidos a serem aprimorados.

▶ **2ª fase.** Na segunda fase de treinamento, deve-se continuar com o trabalho de preparação física, eventualmente direcionando a atividade mais especificamente a determinados objetivos técnicos a serem atingidos. Como exemplo, podemos citar um grande trabalho de força da musculatura da cintura escapular, para um ginasta que deverá incluir um crucifixo em sua série de argolas, ou um trabalho de potência muscular dos membros inferiores para um ginasta com rendimento fraco nas provas de solo e salto. Resumindo, nesta fase, a preparação física deixa de ser geral para o grupo e passa a ser mais individualizada.

Quanto ao treinamento técnico, esta fase prioriza o trabalho de ligação entre os exercícios, que deverão ser treinados em pequenas séries de, no mínimo, dois elementos. Estas pequenas séries devem ser ampliadas até os ginastas atingirem, no final do período, a execução de meias séries.

▶ **3ª fase.** No terceiro período de treinamento, a preparação física já deverá ter sido trabalhada de maneira suficiente, perdendo, portanto, importância em relação às fases anteriores. No entanto, deve-se fazer um condicionamento físico de manutenção, que poderá ser ministrado em conjunto para todo o grupo, resguardando a possibilidade de exceções, caso haja necessidades individuais específicas.

Nesta fase, o preparo técnico toma a maior parte do treinamento. Os exercícios já devem estar dominados e os ginastas já devem ter condições de participar em eventos de menor importância ou amistosos. Os ginastas passam a treinar quase exclusivamente séries completas, salvo casos de necessidade de aprimoramento de um ou outro elemento. No final desta fase, os ginastas deverão estar prontos para as competições mais importantes da temporada.

Lembramos que é importante manter o esquema de treinamento aconselhado anteriormente, com aquecimento no início e relaxamento no final de cada seção. Em fase de competição, o relaxamento é muito importante, já que as tensões físicas unem-se às tensões psicológicas, em decorrência da pressão que competições costumam trazer a qualquer esportista.

Variações deste esquema podem ser incluídas. Por exemplo, alguns treinadores dividem os aparelhos (provas) pelos dias da semana, outros impõem o trabalho em todas as provas diariamente. Outros ainda dividem os treinos em dois períodos do dia. Essas decisões dependerão, em grande parte, da disponibilidade de local e material, e do tempo que o aluno/ginasta e o treinador dedicarão aos treinamentos. Qualquer tipo de planejamento escolhido deverá prioritariamente considerar as necessidades dos alunos e os limites fisiológicos e psicológicos de cada indivíduo, de forma a evitar consequências negativas para o resto da vida.

Exercícios Básicos

5

Introdução

Os exercícios apresentados nos próximos capítulos obedecem a uma ordem lógica de dificuldade, partindo do mais fácil para o mais difícil. Eles deveriam, portanto, ser ensinados nessa ordem. Alguns exercícios são pré-requisitos para os seguintes, e deveriam ser perfeitamente dominados, antes de tentar o passo seguinte. Outros precisam apenas ser experimentados, como no caso da parada de mãos, que antecede a roda. Não é necessário que o aluno domine a parada de mãos a ponto de manter a posição perfeita, em equilíbrio por diversos segundos, mas ele deve sentir o apoio invertido antes de aprender a roda, que passa por ele.

Para permitir um bom aprendizado e garantir que os exercícios sejam bem dominados e automatizados, é necessário um grande número de repetições. Para que a aula não se torne monótona, em função da repetição de um mesmo exercício, ele pode e deve ser apresentado aos alunos em diferentes combinações. A utilização de aparelhos auxiliares, como plintos, por exemplo, ou aparelhos manuais, como arcos ou bolas, torna a prática mais interessante e motivante. Além de possibilitar a aquisição de total domínio do movimento a ser aprendido, um grande número de repetições também auxilia no condicionamento físico dos praticantes.

▶ **Atenção.** A grande maioria dos exercícios apresentados a seguir está acompanhada de ilustrações. No entanto, nem todas as ilustrações mostram os auxiliares. Portanto, não deixe de ler os enunciados, pois eles contêm informações sobre auxílio e proteção. Ilustrações e descrições se completam, para um melhor entendimento dos exercícios.

Solo

Rolamentos

Os rolamentos têm alto valor na educação motora das crianças, pelas suas características, pouco comuns nas atividades do dia a dia. São os primeiros exercícios a serem ensinados, por serem os mais simples. A melhor maneira de aprender os rolamentos é partindo de um plano elevado ou utilizando um plano inclinado. A inclinação deve ser suave, já que uma inclinação acentuada aumenta muito a velocidade do rolamento e pode causar acidentes. O primeiro passo, no entanto, é ensinar o aluno a assumir uma posição que permita que o seu corpo role, como uma bola, ou seja: flexionar as pernas, trazendo-as para junto do tronco, aproximar o queixo do peito e arredondar as costas, o que pode ser conseguido com o seguinte exercício:
- Partindo da posição sentada, grupada, com os joelhos seguros pelas mãos, rolamento dorsal, para frente e para trás, repetidas vezes (gangorrinha) (Figura 5.1).

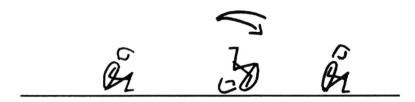

Figura 5.1 Gangorrinha.

Uma vez aprendida a posição correta a ser assumida durante o rolamento, é possível ensinar o rolamento propriamente dito, e suas variações.

Rolamento para frente

Aprendendo a rolar para frente

Para executar o rolamento, apoiar as mãos no solo, flexionar bem a cabeça, trazendo o queixo para o peito, procurar apoiar a nuca no solo e, mantendo o tronco bem arredondado, deixar rolar para frente. Caso o aluno tenha dificuldade de manter a flexão da cabeça para frente, durante o rolamento, pode-se utilizar um par de meias dobradas, um saquinho de pano, ou qualquer objeto similar, macio, que o praticante deverá prender entre o queixo e o peito e não soltar durante o exercício.

- Montar um plano ligeiramente inclinado, com plinto, prancha de salto ou banco sueco, e colchões. Executar o rolamento para frente no plano inclinado (Figura 5.2A).
- Partindo da posição de joelhos sobre uma tampa de plinto (ou banco sueco), apoiar as mãos no solo e executar o rolamento para frente (Figura 5.2B).
- Partindo da posição de cócoras sobre a tampa de plinto (ou banco sueco), apoiar as mãos no solo e executar o rolamento para frente (Figura 5.2C).
- Em duplas, partindo da posição de "carrinho de mão", executar o rolamento para frente (Figura 5.2D).

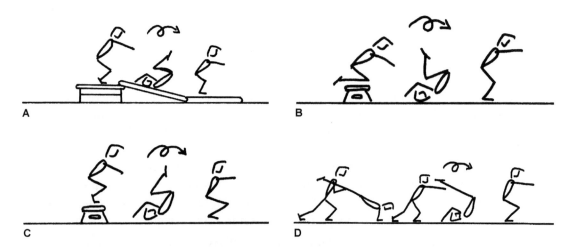

Figura 5.2 Rolamento para frente.

Aprendendo a levantar sem o apoio das mãos

- Partindo de uma "gangorrinha", tentar levantar sem auxílio das mãos, levando os braços para frente (Figura 5.3A).
- Partindo da posição de vela, tentar levantar sem o apoio das mãos (Figura 5.3B).
- Executar o rolamento para frente e imediatamente estender as mãos ao professor ou companheiro, que se encontra à frente, e saltar (Figura 5.3C).

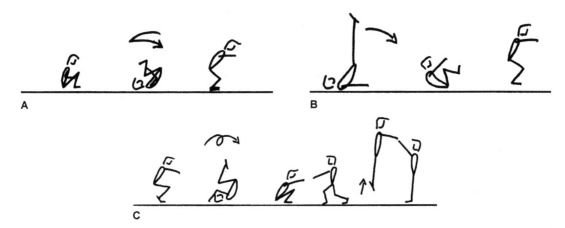

Figura 5.3 Aprendendo a levantar sem o apoio das mãos.

Variações e combinações

- Saltar uma pequena distância (adequada aos alunos), delimitada por traços ou cordas estendidas no solo, aterrissar com pernas unidas e executar um rolamento para frente, seguido de um salto estendido. O salto estendido dá mais dinamismo e beleza à sequência (Figura 5.4A).
- Como o anterior, porém saltando por sobre uma tampa de plinto, corda (preferencialmente elástica) ou qualquer outro obstáculo com altura adequada aos alunos (Figura 5.4B).
- Impulso sobre os dois pés e rolamento saltado, ultrapassando uma área delimitada por traços ou cordas estendidas no solo (mergulho). Aumentar gradativamente a distância (Figura 5.4C).
- Mergulho por sobre uma ou duas gavetas de plinto ou corda elevada do solo (conforme capacidade dos alunos). Cuidado! (Figura 5.4D).
- Rolamento com uma pequena bola de borracha presa entre coxa e tronco (Figura 5.4E).
- Rolamento no solo, partindo do decúbito ventral sobre o plinto (Figura 5.4F).
- Rolamento sobre o plinto, colocado em sentido longitudinal (aumentar a altura do plinto, quando possível) (Figura 5.4G).
- Rolamento passando por dentro de um arco (Figura 5.4H).
- Rolamento sobre o dorso de dois colegas, que devem estar com as cabeças voltadas para o executante. As mãos de quem executa são apoiadas sobre as costas, próximo à nuca de cada companheiro. O professor deverá posicionar-se ao lado do grupo e prestar auxílio (Figura 5.4I).

- Rolamento dois a dois, segurando nos tornozelos do companheiro (Figura 5.4J).

Sequências de rolamentos intercalados com saltos estendidos, com giros sobre o eixo longitudinal ou ainda saltos em posição grupada, por exemplo, são também opções para enriquecer uma aula. Rolamentos também podem ser executados em duplas, lado a lado, segurando-se pelas mãos internas, o que exigirá coordenação e ritmo dos praticantes. Ou ainda, para que todos trabalhem ao mesmo tempo:

- Estando os alunos lado a lado, frente a uma fileira de colchões, executar um rolamento para frente, salto com meio giro e outro rolamento para frente, voltando à posição inicial, simultaneamente, ao ritmo determinado pelo professor (Figura 5.4K).

▶ **Observação.** Os mergulhos poderão ter sua amplitude aumentada, com a utilização de prancha de salto ou minitrampolim, ultrapassando obstáculos como plinto, corda elástica ou similar. Obstáculos rígidos, como o banco sueco, deverão ser cobertos por colchões para evitar acidentes. Na falta de material adequado, o professor poderá e deverá improvisar, porém sempre utilizando implementos que não ponham em risco seus alunos. Por exemplo: a tampa de plinto pode ser substituída por um colchão enrolado. Na falta de colchões, os rolamentos poderão ser praticados em gramado, desde que este esteja em bom estado. É aconselhável, mas não indispensável, cobri-lo com lona, toalha ou outro tecido.

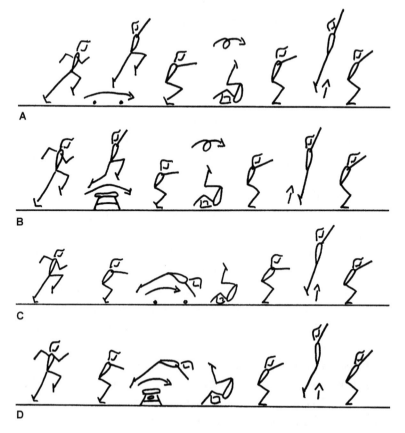

Figura 5.4 Rolamento para frente | Variações e combinações. (*continua*)

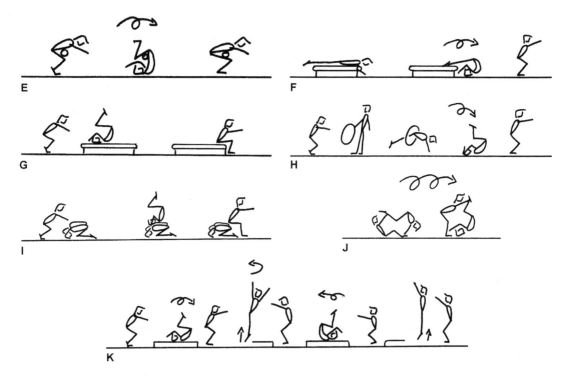

Figura 5.4 (*continuação*) Rolamento para frente | Variações e combinações.

Rolamento para trás

O rolamento para trás é bem mais difícil que o rolamento para frente. Portanto, seu aprendizado deve ser mais cuidadoso e detalhado. Os alunos precisarão também de mais força de braços, razão pela qual é conveniente que passem por um trabalho prolongado de quadrupedia e exercícios de apoio de uma maneira geral, além de muitas repetições e variações de rolamentos para frente.

Aprendendo a rolar para trás

- Sentado, na posição grupada, segurando os joelhos, executar a "gangorrinha" (Figura 5.5A).
- Executar a "gangorrinha", apoiando as palmas das mãos no solo, ao lado da cabeça, ao rolar para trás, e tocar o solo com os pés, atrás da cabeça. No apoio, os polegares devem estar voltados para as orelhas e as pontas dos dedos para os ombros (Figura 5.5B).
- Com a ajuda do professor ou de um colega, completar o movimento. Há duas formas de auxílio para este exercício:
  - O ajudante se coloca ao lado do executante. Segura em sua cintura ou quadril e, elevando-o para facilitar a extensão dos braços, ajuda a completar o rolamento.
  - Com dois ajudantes, sendo um de cada lado do executante, ajoelhados. Apoiar uma das mãos (a que está mais próxima das costas do executante) no ombro do executante, de forma que, quando este rola para trás, ela se encontra abaixo do ombro, e a

outra na coxa ou quadril. No momento de "passar por cima da cabeça", no rolamento para trás, os ajudantes elevam o ombro do executante, facilitando a sua extensão de braços. A mão que se encontra no quadril/coxa auxilia na rotação para trás.

As duas formas de auxílio devem garantir que o peso do corpo sobre o pescoço seja aliviado, através da elevação do quadril, quando segurando sozinho, ou dos ombros, quando segurando em dupla. Jamais devemos apenas empurrar o quadril para trás, se o aluno não consegue completar o rolamento sozinho, pois, assim, estaremos forçando ainda mais uma flexão exagerada da região cervical e, eventualmente, machucando nosso aluno. Outro cuidado a ser tomado durante a segurança é manter a cabeça afastada da trajetória das pernas do executante, para evitar que ela seja golpeada (Figura 5.5C).

- Para facilitar o aprendizado, utilize o mesmo plano inclinado usado no rolamento para frente (Figura 5.5D).
- Estando o executante na posição sentada, grupada, na extremidade de um colchão, dois ajudantes elevam o colchão, onde os pés se encontram apoiados, criando um plano inclinado que provoca o rolamento para trás (Figura 5.5E).

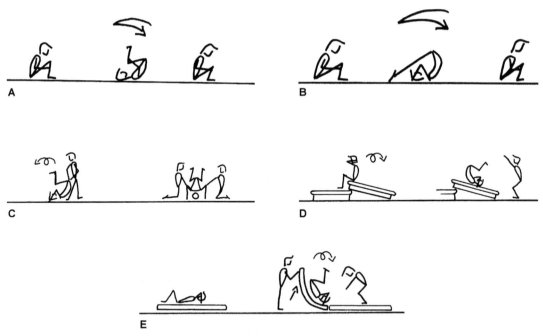

Figura 5.5 Rolamento para trás.

Variações e combinações

- Saltar com meia volta por sobre uma área delimitada por marcas ou cordas no solo, aterrissar sobre pés unidos e executar um rolamento para trás. O mesmo poderá ser feito saltando por sobre um obstáculo. Acrescente um salto estendido, após o rolamento, para imprimir maior dinamismo e amplitude à sequência (Figura 5.6).

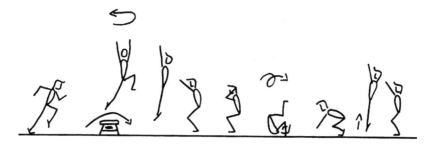

Figura 5.6 Rolamento para trás | Variações e combinações.

- Sequência de rolamentos para trás, intercalados com saltos estendidos.
- Rolamento para frente, salto com meia volta, rolamento para trás, salto com meia volta, rolamento para frente e assim por diante. Não exigir mais que 3 ou 4 rolamentos, para evitar tonturas.
- Colocando os alunos lado a lado, de frente para os colchões em posição transversal, executar um rolamento para frente, salto estendido e rolamento para trás.

Essas sequências também poderão ser executadas de forma ritmada, ao comando do professor.

Rolamentos com pernas afastadas

- Utilize a tampa do plinto para facilitar o aprendizado dos rolamentos com pernas afastadas. No rolamento para frente, as mãos devem ser apoiadas entre as pernas, próximo ao tronco, e empurrar o plinto ou solo, quando for o caso, para facilitar a elevação do quadril (Figura 5.7A e B).
- Ao executar os rolamentos no solo, havendo necessidade, o auxílio deverá ser feito no quadril (Figura 5.7C e D).

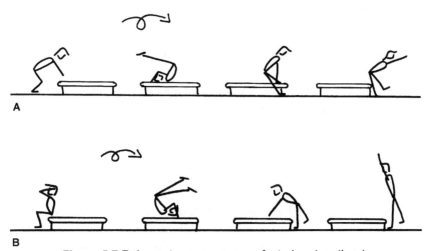

Figura 5.7 Rolamentos com pernas afastadas. (*continua*)

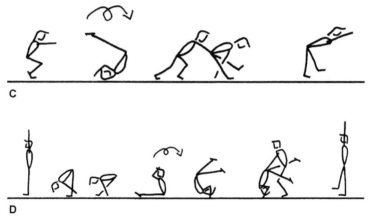

Figura 5.7 (*continuação*) Rolamentos com pernas afastadas.

Observações

- Uma boa mobilidade na articulação coxofemoral facilita a execução dos rolamentos afastados. Para evitar distensões, é conveniente dar atenção especial a essa articulação, durante o aquecimento.
- As pernas devem permanecer estendidas, durante todo o movimento.
- Para iniciar o rolamento para trás, com pernas estendidas, o executante deverá flexionar o tronco para frente e apoiar as mãos no solo, ao lado das pernas, para amortecer a descida. Logo a seguir, passa as mãos à posição de apoio, ao lado da cabeça, característica dos rolamentos para trás, para poder completar o exercício.
- Depois de completado o rolamento, deverá elevar braços e tronco à horizontal ou vertical, assumindo uma postura ginástica, conforme apresentado na Figura 5.7.
- Para dar continuidade ao exercício, deve-se executar, na sequência, outro rolamento unindo as pernas. No caso do rolamento para trás, partindo da posição afastada, ao desequilibrar para trás, as mãos são apoiadas no solo, entre as pernas, para amortecer a descida.

Rolamento para frente com pernas unidas e estendidas

O rolamento para frente com pernas estendidas exige boa capacidade de flexão do tronco à frente. Havendo deficiência de flexibilidade nessa articulação, é possível compensá-la, imprimindo maior velocidade ao movimento. Para auxiliar na elevação à posição de pé, as mãos devem ser apoiadas ao lado das pernas para empurrar o solo energicamente. Depois, os braços são lançados vigorosamente para frente. Para facilitar o aprendizado, utilize um plano inclinado.

- Partindo da posição de vela, rolar para frente, mantendo as pernas unidas e estendidas, empurrando o plinto com as mãos para auxiliar na elevação (Figura 5.8A).
- Executar o rolamento completo, no plano inclinado (Figura 5.8B).
- Executar o rolamento no solo (Figura 5.8C).

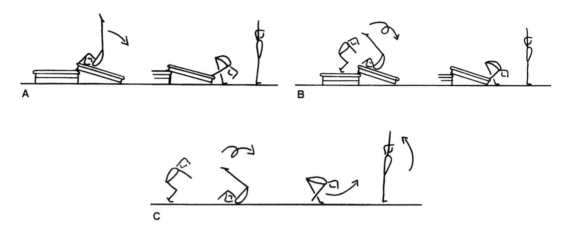

Figura 5.8 Rolamento para frente com pernas unidas e estendidas.

Parada de cabeça

A parada de cabeça deve ser o primeiro apoio invertido a ser ensinado. Ela educa o aluno a manter a postura ereta e a tensão corporal necessárias para o posterior aprendizado da parada de mãos.

Para executar a parada de cabeça, as mãos são apoiadas no solo, de forma que os braços fiquem paralelos, em uma distância similar à largura dos ombros, e a cabeça é apoiada mais à frente, formando um triângulo equilátero, como base. Quando em posição invertida, tronco e pernas deverão formar uma linha reta, ligeiramente inclinada na direção das mãos, de forma que a projeção do centro de massa do executante se encontre no centro da base de apoio, o triângulo formado por mãos e cabeça.

Inicialmente, o executante deverá elevar o quadril, mantendo a posição grupada, procurando colocá-lo em ponto de equilíbrio acima da base de apoio. Para facilitar este equilíbrio, no início do aprendizado, é possível apoiar os joelhos sobre os cotovelos. *Até que o exercício esteja plenamente dominado, o executante deverá contar com a segurança do professor ou de colegas, para não correr o risco de tombar sobre as costas.* A segurança pode ser feita por uma pessoa, colocada à frente, ou duas, sendo uma de cada lado, sempre apoiando quadril e pernas.

- Para facilitar a elevação do quadril, podemos partir da posição ajoelhada sobre uma tampa de plinto e apoiar mãos e cabeça no solo. O executante tentará encontrar a posição de equilíbrio, flexionado, mantendo-a por 2 a 3 segundos e voltar à posição inicial (Figura 5.9A).
- Depois de dominado o equilíbrio em posição grupada, as pernas devem ser estendidas lentamente, até a posição vertical. Procurar manter uma postura ereta e rígida, sem arqueamento da coluna ou flexão do quadril, por 2 ou 3 segundos. Voltar à posição inicial (Figura 5.9B).
- Outra opção para atingir a parada de cabeça: lançar uma das pernas à posição invertida, mantendo a outra apoiada sobre o plinto, depois uni-las (Figura 5.9C).

- Os mesmos exercícios descritos anteriormente poderão ser executados sem auxílio da tampa de plinto, até chegar à parada de cabeça no solo (Figura 5.9D).
- Na falta de colchões, é possível executar a parada de cabeça, sobre os pés de um companheiro, tendo dois auxiliares ao lado (Figura 5.9E).
- Parada de cabeça, seguida de rolamento para frente, a forma mais utilizada de execução. A partir da posição invertida, desequilibrar para frente, empurrando o solo com os braços, flexionar a cabeça, trazendo o queixo para o peito e rolar. O auxílio é dado por uma ou duas pessoas, colocadas ao lado do executante, que devem segurar nas pernas, elevando-as ligeiramente para facilitar a flexão da cabeça, e depois acompanham o rolamento (Figura 5.9F).

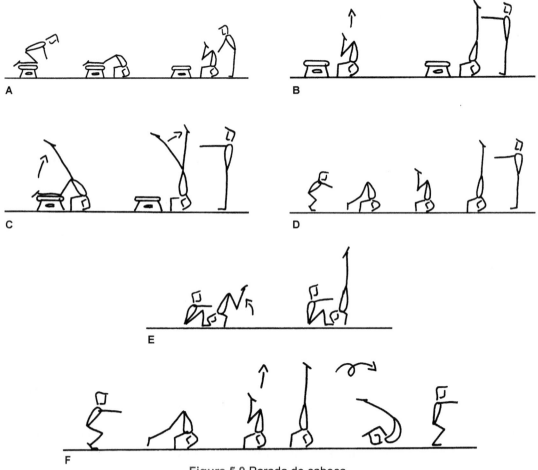

Figura 5.9 Parada de cabeça.

Variações

- Parada de cabeça, partindo da posição afastada. As pernas devem ser elevadas lentamente, pelos lados, sendo unidas na posição invertida. O auxiliar deve colocar-se à frente do executante e segurar no quadril ou cintura, ou ainda auxiliar na elevação das pernas (Figura 5.10).

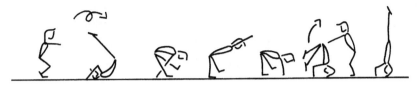

Figura 5.10 Parada de cabeça | Variações.

- Parada de cabeça com pernas unidas e estendidas. Aqui, o quadril deverá ser projetado um pouco mais à frente no início do movimento, para compensar o peso das pernas, quando estas estão paralelas ao solo. Enquanto as pernas vão sendo elevadas, lentamente, o quadril volta à posição usual da parada de cabeça.

Parada de mãos

A parada de mãos pode ser considerada o exercício básico mais importante da GA. Assim como a quadrupedia é essencial para a criança ter condições de aproveitar todas as possibilidades de desenvolvimento motor que a GA oferece, um bom domínio da parada de mãos é fundamental para a evolução na GA, enquanto esporte de competição. Ela será utilizada em todos os aparelhos, tanto masculinos, quanto femininos. Portanto, a parada de mãos deve ser treinada todos os dias, de diversas formas.

Na fase de iniciação, não devemos exigir o equilíbrio na posição invertida, o que é muito difícil, mas sim uma passagem pela parada de mãos, com bom domínio do movimento, observando a postura correta. Isto permitirá o aprendizado dos elementos acrobáticos que se seguirão. O perfeito domínio do equilíbrio em posição invertida exige muito treinamento. Portanto, uma vez tendo sido aprendida, a parada de mãos deve ser praticada em todas as aulas de ginástica ou sessões de treinamento.

Aprendizado

- Apoiar as mãos no solo, mantendo os braços estendidos e paralelos, e tirar os dois pés do chão, por frações de segundo, mantendo as pernas flexionadas (Figura 5.11A).
- Apoiar as mãos no solo e elevar as pernas alternadas para trás (tesoura) (Figura 5.11B).
- Apoiar as mãos no solo e executar o maior número possível de trocas de pernas (tesouras), antes de voltar a apoiar os pés (Figura 5.11C).
- Partindo de costas para uma parede, subir à parada de mãos, apoiando os pés na parede. Com o auxílio de dois colegas, que seguram nas pernas, executar um rolamento para frente (Figura 5.11D).
- De frente para a parede, lançar as pernas à parada de mãos, apoiando-se na parede, com auxílio de dois colegas. Manter a posição por 2 segundos, voltar à posição inicial (Figura 5.11E).
- Partindo da posição de pé, com braços elevados, uma perna à frente, apoiar as mãos no solo, lançar as pernas, uma após a outra, à parada de mãos, unindo-as na posição vertical. Durante o lançamento à parada de mãos, procurar manter braços, tronco e a perna de trás, que está sendo lançada, alinhados. Uma ou duas pessoas devem auxiliar, segurando nas coxas, próximo aos joelhos, já na fase ascendente do movimento. Quando

em posição invertida, corrigir a postura do executante, conforme descrição apresentada a seguir, mantendo o equilíbrio por 3 segundos e, então, desequilibrar para frente, flexionar a cabeça e arredondar as costas para rolar para frente e levantar. Os auxiliares acompanham o movimento, garantindo um rolamento suave (Figura 5.11F).

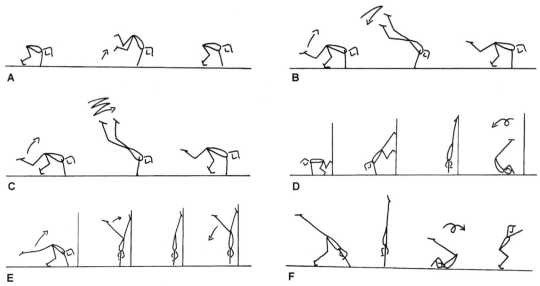

Figura 5.11 Parada de mãos | Aprendizado.

Parada de mãos correta

Na posição de parada de mãos, o corpo deve estar absolutamente ereto. Braços, ombros, quadril, joelhos e pés devem estar completamente estendidos e a coluna alongada, sem qualquer arqueamento. As pernas deverão estar unidas, os braços paralelos e a cabeça em posição natural, com o olhar voltado para as mãos, o que facilita o equilíbrio. Para permitir um melhor alongamento da coluna, os ombros são levados em direção às orelhas, como se o executante estivesse empurrando o solo; a musculatura abdominal, bem como os glúteos, devem ser contraídos. Todos os músculos do corpo devem estar tensos, criando uma estrutura rígida, que se torna mais fácil de equilibrar. O perfeito alinhamento de todos os segmentos corporais sobre o apoio das mãos também facilita a manutenção do equilíbrio e exige menos força do que para manter qualquer posição flexionada. Para proporcionar aos alunos um melhor entendimento desses conceitos, basta comparar um bastão de madeira a um pedaço de mangueira de jardim que tentamos equilibrar na palma da mão. O bastão, rígido e reto, é bem mais fácil de equilibrar.

Variações

- Parada de mãos à força: partindo da posição afastada, subir à parada de mãos, sem impulso. Assim como na parada de cabeça, o executante deverá primeiramente elevar o quadril, procurando a posição de equilíbrio acima das mãos, e depois elevar as pernas

pelos lados, mantendo afastamento máximo, e uni-las na vertical. O auxiliar coloca-se à frente do executante, segura no quadril ou coxas, para ajudar na correta colocação do quadril e elevação das pernas afastadas (Figura 5.12A).
- Parada de mãos e giro sobre uma das mãos, na tampa do plinto e depois no solo (Figura 5.12B).
- Parada de mãos e meia volta, com apenas dois movimentos das mãos (Figura 5.12C).

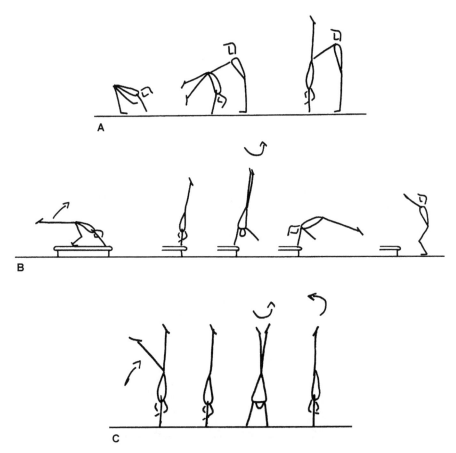

Figura 5.12 Parada de mãos | Variações.

Rolamento para trás à parada de mãos

Aprendizado

- Da posição invertida em apoio dorsal (vela), carpar e voltar à posição de vela. Manter as pernas unidas e estendidas (Figura 5.13A).
- Da posição de pé, descer com pernas estendidas à posição sentada passageira (ver rolamento para trás afastado) e rolar à posição de vela. Manter, durante todo o exercício, as pernas unidas e estendidas (Figura 5.13B).

- Da posição de apoio dorsal flexionado, mãos apoiadas ao lado da cabeça, estender vigorosamente o quadril e os braços, para atingir a parada de mãos, depois voltar à posição inicial. Dois companheiros auxiliam, segurando nos joelhos/coxas do executante. Repetir 3 vezes (Figura 5.13C).
- Partindo da posição em pé, rolamento para trás à parada de mãos; com auxílio de companheiros, descer as pernas à posição de pé (Figura 5.13D).

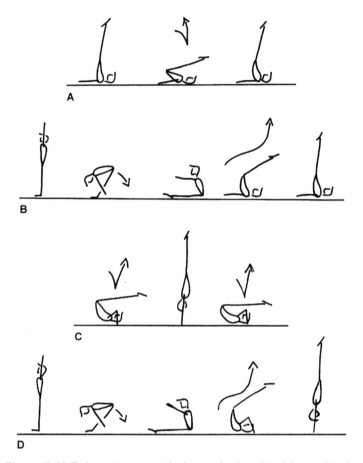

Figura 5.13 Rolamento para trás à parada de mãos | Aprendizado.

Em um estágio mais avançado, o mesmo exercício poderá ser executado também com os braços estendidos. Neste caso, os dedos das mãos deverão estar voltados para dentro ou para fora, no momento do apoio no solo.

Roda

A roda, popularmente chamada de estrela, deve ser executada com pernas estendidas e afastadas. As pernas devem passar pela vertical, o tronco se mantém tenso e alinhado. No momento do apoio, as mãos devem estar ligeiramente voltadas para dentro. A cabeça, em posição natural, o olhar voltado para as mãos, quando estas estão apoiadas no solo. Como a roda é um exercício com rotação lateral, é conveniente, no início do aprendizado, incentivar os alunos a experimentá-la para os dois lados, para que possam escolher o lado preferido.

Aprendizado

- Coloque uma corda no solo, formando um semicírculo. Iniciando em uma das extremidades, tendo um pé à frente do outro e o ventre voltado para o centro do círculo, apoiar alternadamente as mãos e depois os pés sobre a corda, passando para a outra extremidade. Se iniciar com o pé esquerdo à frente, a mão esquerda será a primeira a ser apoiada, seguida da direita. O pé direito será o primeiro a chegar ao solo, seguido do esquerdo. Aos poucos, o semicírculo deverá ser aberto, até que a roda seja executada em linha reta (Figura 5.14A).
- Utilizando um obstáculo, como tampa de plinto, banco sueco ou mesmo um colchão, no sentido transversal, iniciando com um pé à frente, apoiar as mãos de lado sobre o aparelho auxiliar e passar uma perna de cada vez para o outro lado. Lembre: pé esquerdo, mão esquerda, mão direita, pé direito ou o inverso, como no educativo anterior.
- Utilizando a tampa de plinto e uma cordinha presa em uma das extremidades, apoiar as mãos no plinto, uma de cada lado da corda, na extremidade em que ela está presa, e passar as pernas por cima da corda, para o outro lado (ventre voltado para a corda). Aumentar gradativamente a inclinação da corda, para que a roda vá se aproximando da vertical. Cada aluno escolhe o lado para o qual prefere executar (Figura 5.14B).
- Executar a roda no solo, também seguida de saltito lateral (chassé) (Figura 5.14C).

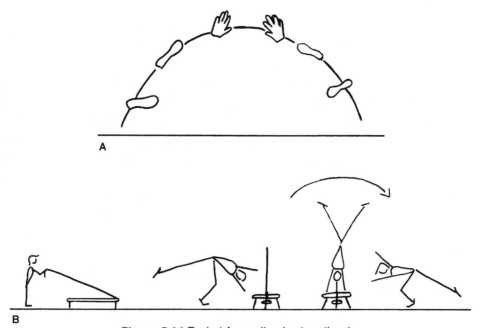

Figura 5.14 Roda | Aprendizado. (*continua*)

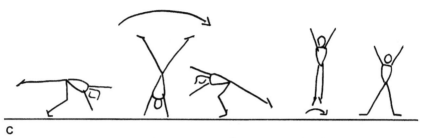

c

Figura 5.14 (*continuação*) Roda | Aprendizado.

A roda é também um exercício de preparação para outros e oferece muitas opções de combinações, das mais simples às mais complexas, como por exemplo:

- Roda seguida de saltito com ¼ de giro na direção do movimento, aterrissando sobre os dois pés e mergulho (rolamento para frente).
- Roda seguida de outra roda.
- Roda seguida de mortal lateral.
- Roda seguida de *flic-flac*.

Proteção/auxílio

Caso seja necessário, a proteção deverá ser feita por uma pessoa que se coloca na lateral para a qual está voltado o dorso do executante. Ela segura na cintura/quadril e acompanha todo o movimento.

Pré-impulso

A roda, assim como o rodante e as reversões, que serão apresentadas mais adiante, é sempre precedida de um pré-impulso, que tem a função de fazer a ligação entre a corrida de aproximação e o exercício propriamente dito. O pré-impulso não passa de um saltito sobre uma das pernas, esquerda ou direita, dependendo do lado de execução da roda, com elevação simultânea dos braços, pela frente. Para executar a roda pelo lado esquerdo, por exemplo, o pré-impulso (saltito com elevação dos braços) é feito sobre a perna direita. A seguir o pé esquerdo é colocado à frente para executar a roda. A sequência de apoios, nesse caso, seria a seguinte, após alguns passos de corrida: pé esquerdo, pé direito (pré-impulso/saltito), pé direito (aterrissagem sobre o mesmo pé), pé esquerdo, mão esquerda, mão direita etc. Durante o pré-impulso, a perna esquerda (em nosso exemplo) NÃO deve ser elevada para frente, o que provocaria uma inclinação do tronco para trás. Para aproveitar o impulso obtido na corrida de aproximação, durante o pré-impulso, o tronco deve permanecer inclinado para frente.

Para facilitar o aprendizado do pré-impulso, acentuando o saltito sobre uma das pernas, podemos utilizar uma tampa de plinto.

- Após uma pequena corrida, apoiar um dos pés sobre o plinto, saltar aterrissando sobre o mesmo pé no solo, apoiar o outro pé à frente e executar a roda (Figura 5.15).

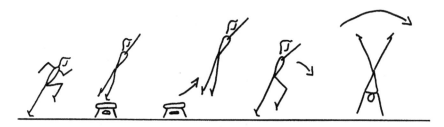

Figura 5.15 Pré-impulso.

Rodante

O rodante é um exercício de ligação que possibilita melhor desempenho para os saltos para trás. Não passa de uma roda com ¼ de giro, unindo as pernas ao passar pelo apoio invertido, aterrissando sobre ambos os pés, de frente para o ponto de partida.

Aprendizado

- Iniciar a roda, unindo as pernas na parada de mãos, descer as pernas unidas, com auxílio de um colega.

▶ **Proteção.** O auxiliar se coloca na lateral para a qual estará voltado o dorso do executante, segura nas coxas, facilitando a união das pernas na parada de mãos, e acompanha a descida das pernas, amortecendo o impacto no solo.

- Rodante partindo de cima de uma tampa de plinto colocado em sentido longitudinal (ou banco sueco). Apoiar as mãos próximas à extremidade (Figura 5.16A).

Como exercício preparatório para saltos acrobáticos mais complexos, o rodante deve ser sempre seguido de um salto estendido, ao menos. Os braços, desde o pré-impulso, devem permanecer elevados, ao lado da cabeça, até o final do exercício. Para permitir uma aterrissagem em posição ereta, ou seja, já com o tronco elevado, é necessário que as mãos empurrem o solo energicamente (repulsão). Essa repulsão somente será possível se as mãos estiverem obliquamente voltadas para dentro, como na roda (Figura 5.16B).

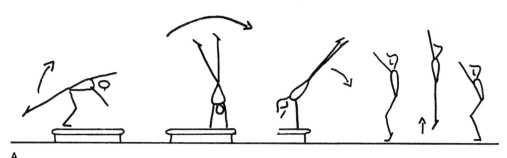

A

Figura 5.16 Rodante | Aprendizado. (*continua*)

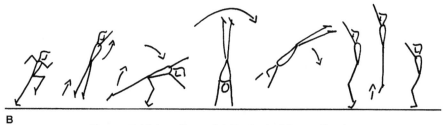

Figura 5.16 (*continuação*) Rodante | Aprendizado.

Ponte

A ponte pode ser considerada um pré-requisito para as reversões para frente e para trás (*flic-flac*). Ela exige grande flexibilidade nas articulações dos ombros e do quadril, bem como da coluna vertebral. A curvatura da coluna deve ser distribuída por toda a sua extensão, evitando-se uma flexão exagerada na região lombar, que poderia causar lesões. Um bom trabalho de mobilidade articular e o alongamento dos músculos da cintura escapular e do quadril, especialmente do psoas ilíaco, permitem a execução de uma boa ponte.

O treinamento das pontes deve ser sempre intercalado com exercícios de compensação, como rolamentos e quaisquer exercícios de flexão da coluna e do tronco para frente.

Como auxiliar na ponte

O auxiliar se coloca atrás do executante e, com as mãos sob seus ombros, ajuda na extensão dos braços e alongamento dos ombros, puxando-os, com cuidado, em sua direção. Jamais ajude na execução da ponte, segurando na cintura do executante, pois, assim, estará facilitando a flexão exagerada da coluna lombar, podendo causar lesões (Figura 5.17).

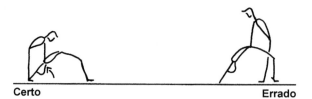

Figura 5.17 Como auxiliar na ponte.

- Ponte, partindo da posição deitada, com mãos apoiadas ao lado da cabeça, polegares voltados para as orelhas e pernas flexionadas. Estender os braços, procurando colocar os ombros perpendicularmente acima das mãos. Simultaneamente, elevar o quadril, estendendo as pernas. Voltar à posição inicial (Figura 5.18).

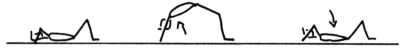

Figura 5.18 Ponte.

Ponte para trás

Ponte para trás é o nome dado à reversão para trás, lenta, sem fase de voo. Partindo da posição de pé, com braços elevados, uma das pernas à frente, flexionar o tronco para trás, até alcançar a posição de ponte. Continuar o movimento de rotação para trás, passar pela parada de mãos e chegar à posição de pé, com afastamento anteroposterior das pernas.

Aprendizado

1ª fase | Da posição de pé, até a ponte

- Da posição de pé, com pernas ligeiramente afastadas e braços elevados, flexionar o tronco para trás e descer à posição de ponte, com auxílio. Dois auxiliares, colocados ao lado do executante, controlam a descida, apoiando nas costas, na região escapular, para impedir uma chegada brusca ao solo. Durante todo o exercício, os braços do executante deverão permanecer estendidos e paralelos, no prolongamento do corpo, o olhar voltado para as mãos (Figura 5.19A).

2ª fase | Da ponte, passando pela parada de mãos, à posição de pé

Os educativos apresentados a seguir visam facilitar a execução da 2ª fase da ponte para trás, utilizando diferentes "planos elevados", até chegar ao nível do solo.

▶ **Proteção.** O auxílio, em todos esses exercícios, deverá ser feito por duas pessoas, sendo uma de cada lado do executante. Elas segurarão com uma mão por baixo do ombro do executante, mantendo-o alongado, e com a outra, na coxa, para auxiliar na elevação das pernas e completar o movimento.

- Partindo da posição deitada, pernas e braços flexionados, pés apoiados sobre a barra mais baixa do espaldar, assumir a posição de ponte. A seguir, subir com os pés pelo espaldar, levando simultaneamente os ombros para trás, até que seja possível lançar uma perna após a outra à parada de mãos passageira, chegando à posição de pé. Para tanto, um dos pés empurrará o espaldar, enquanto a outra perna é lançada para trás. Os ombros também devem ser projetados no sentido do movimento, facilitando a elevação do tronco até a parada de mãos passageira. Com auxílio (Figura 5.19B).
- Partindo da posição sentada na extremidade de um plinto, braços elevados, descer o tronco para trás, até que as mãos alcancem o solo. Dois auxiliares seguram com uma das mãos sobre os joelhos do executante, para impedir que ele role para trás. A outra mão, colocada na região escapular, amortecerá a descida do tronco até o apoio das mãos no solo. A altura do plinto deverá ser adequada ao tamanho dos alunos, de forma a permitir que as mãos sejam apoiadas próximo ao plinto, sem flexão de braços. A seguir, apoiar um dos pés sobre o plinto e completar o movimento como descrito no exercício anterior (Figura 5.19C).
- Partindo da posição deitada sobre uma tampa de plinto, mãos apoiadas no solo, assumir a posição de ponte e completar o movimento como no espaldar (Figura 5.19D).

- Partindo da posição deitada no solo, assumir a posição de ponte e completar o movimento, lançando uma perna após a outra (Figura 5.19E).

Para unir as duas fases aprendidas, a descida até a ponte e o lançamento das pernas, começar partindo da posição de pé, com pernas paralelas e ligeiramente afastadas, como no primeiro educativo. Assim que as mãos chegam ao solo, as pernas são lançadas alternadamente e passam pela parada de mãos até chegar à posição de pé, mantendo o afastamento anteroposterior. O auxílio é sempre o mesmo: uma das mãos, na região escapular, apoia na descida e mantém o ombro alongado, durante todo o exercício; a outra, sob a coxa, auxilia no lançamento da perna (Figura 5.19F).

- Executar a ponte para trás, partindo da posição de pé com uma das pernas elevada à frente. As pernas deverão estar estendidas e em máximo afastamento anteroposterior, durante todo o exercício (Figura 5.19G).

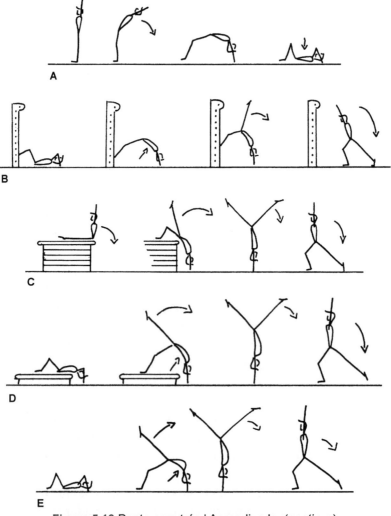

Figura 5.19 Ponte para trás | Aprendizado. (*continua*)

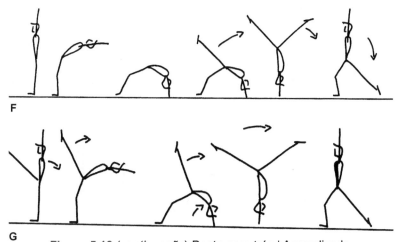

Figura 5.19 (*continuação*) Ponte para trás | Aprendizado.

Ponte para frente

1ª fase | Lançar à parada de mãos passageira e descer à posição de ponte

- Com auxílio de duas pessoas: a mão que está mais próxima do executante, quando em parada de mãos, é colocada na região escapular e deverá manter o ombro sempre alongado. A outra mão, na coxa, controla a descida das pernas, até a ponte. O executante mantém braços estendidos e o olhar voltado para o solo, entre as mãos (Figura 5.20A).

2ª fase | Da posição de ponte, elevar-se à posição de pé

- Com auxílio de duas pessoas, que elevam o tronco do executante, tendo as mãos na região escapular (jamais na região lombar). Os braços do executante devem permanecer estendidos e paralelos, ao lado da cabeça, durante todo o movimento, até chegar à posição de pé.

Uma falha muito comum, nessa fase do movimento, é trazer braços e cabeça para frente, o que dificultará a execução. A elevação do tronco se dá como uma onda, de baixo para cima: primeiro o quadril é projetado para frente para se colocar acima dos pés, depois se elevam o tronco, os ombros e, por último, a cabeça e os braços. Um abdome forte facilita muito essa elevação (Figura 5.20B).

- Ponte para frente ao apoio de pernas unidas. Para unir ambas as fases do exercício, os auxiliares deverão manter as mãos na região escapular e coxa, até que o executante alcance a ponte, como no primeiro educativo, e, então, passar a mão que estava na coxa para a região escapular para auxiliar na elevação do tronco à posição de pé (Figura 5.20C).
- Ponte para frente ao passo. Ao se lançar à parada de mãos, o executante manterá o afastamento anteroposterior das pernas, chegando à posição de ponte sobre apoio de um pé. Continuando o movimento, o tronco será elevado, mantendo-se uma perna à frente. Assim como na ponte para trás, os braços deverão estar sempre estendidos e paralelos, ao lado da cabeça, o olhar voltado para as mãos. As pernas sempre estendidas, a não ser no instante em que o pé chega ao solo, na posição de ponte, e em máximo afastamento (Figura 5.20D).

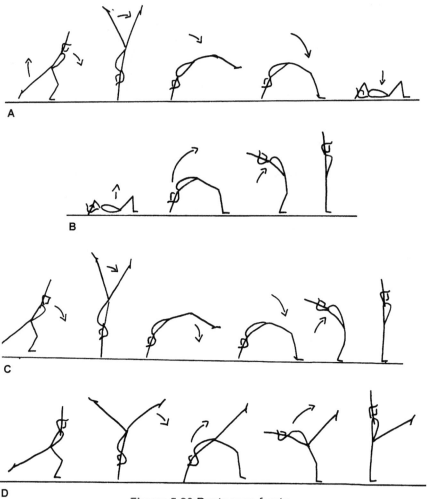

Figura 5.20 Ponte para frente.

Kippe

O *kippe*, palavra alemã que significa báscula, pode ser realizado com apoio de cabeça ou de nuca (e região escapular). Ele também pode ser chamado de reversão de cabeça (ou nuca).

Kippe de cabeça

Aprendizado

- Partindo da posição agachada, apoiar mãos e cabeça à frente, alinhadas, e estender as pernas, projetando o quadril para frente, de forma que ele ultrapasse a linha de apoio da cabeça. As pernas não devem passar da horizontal. Um colega deverá estar colocado à frente e apoiar o quadril do executante, para que ele não caia sobre as costas. Voltar à posição inicial. Este educativo tem a finalidade de educar a projeção do quadril para frente, posição correta de partida para o *kippe* propriamente dito (Figura 5.21A).

- Iniciar como no exercício anterior e, depois de projetar o quadril para frente, levar as pernas para cima e para frente, elevando e estendendo o quadril, até que os pés cheguem ao solo. Simultaneamente, estender os braços, para assumir a posição de ponte. É muito importante que, no momento da abertura do corpo, o quadril esteja desequilibrado para frente (Figura 5.21B).

▶ **Auxílio.** Dois colegas apoiam o executante, segurando nas costas e quadril ou coxa, para que o exercício seja feito de forma controlada.

- *Kippe*, partindo de um plano elevado. Partindo da posição agachada, apoiar mãos e cabeça à frente, na extremidade do plano elevado, e estender as pernas, projetando o quadril para frente, de forma que ele ultrapasse a linha de apoio da cabeça. Dessa posição flexionada, estando o quadril desequilibrado para frente, lançar as pernas para cima e para frente, de forma explosiva, estendendo e elevando o quadril; estender os braços, empurrando a superfície de apoio, para chegar à posição de pé. Antes da chegada dos pés ao solo, haverá uma pequena fase de voo. As pernas deverão permanecer estendidas e unidas durante todo o exercício. Os braços são mantidos no prolongamento do corpo, paralelos, o olhar voltado para as mãos, até a aterrissagem. A chegada ao solo acontece na planta anterior dos pés (nunca sobre os calcanhares), ainda com braços elevados, ombros e quadril alongados, joelhos ligeiramente flexionados (Figura 5.21C).

▶ **Auxílio.** Dois colegas auxiliam na elevação à posição de pé, apoiando nas costas (região escapular). Para garantir a posição correta do quadril, que deve estar projetado para frente antes do lançamento das pernas, os ajudantes podem "abraçar" o executante, pelas costas, na região da cintura ou quadril e puxá-lo para a posição correta.

▶ **Cuidado.** Se o quadril não for suficientemente projetado para frente, antes do lançamento das pernas, a extensão se dará na direção vertical, levando o executante a um apoio invertido e não à posição de pé.

- Estando o educativo bem dominado, o *kippe* poderá ser executado no solo, no início com auxílio (Figura 5.21D).

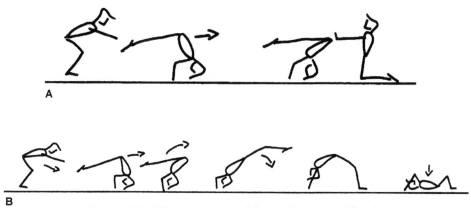

Figura 5.21 *Kippe* de cabeça | Aprendizado. (*continua*)

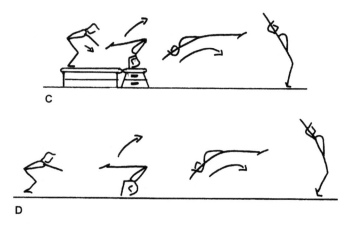

Figura 5.21 (*continuação*) *Kippe* de cabeça | Aprendizado.

Variações

O *kippe* ao apoio sobre os dois pés, como descrito anteriormente, também é usado como elemento de ligação, seguido de mergulho, mortal para frente, ou similar. Como sua aterrissagem é "cega" (não se enxerga o chão antes que os pés o toquem), é aconselhável que ele seja sempre seguido de outro exercício. Uma ligação fácil é a apresentada a seguir:

- *Kippe* de cabeça e queda ao apoio facial (Figura 5.22A).
- *Kippe* ao apoio de uma perna (Figura 5.22B).

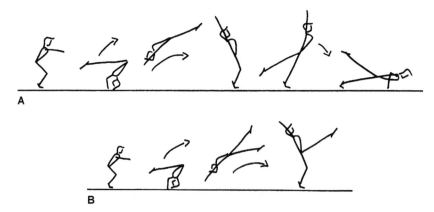

Figura 5.22 *Kippe* de cabeça | Variações.

Kippe de nuca

Aprendizado

- Do apoio dorsal carpado, estender o quadril, mantendo-o elevado, e levar os pés ao solo, à posição de "meia ponte". Um ou dois auxiliares podem controlar o movimento, apoiando nas costas e coxas (Figura 5.23A).

- Do apoio dorsal carpado, abrir o ângulo do quadril, através de uma extensão explosiva e controlada, de forma a desprender o dorso do solo, repetidas vezes. Esse exercício requer várias tentativas para conseguir o devido controle (Figura 5.23B).
- Do apoio dorsal carpado, dando as mãos a dois auxiliares colocados ao lado e ligeiramente à frente do executante, executar o *kippe* à posição de pé. Os colegas devem auxiliar na elevação à posição de pé, puxando o executante pelas mãos para cima e para frente (Figura 5.23C).
- Do apoio dorsal carpado com as mãos apoiadas ao lado da cabeça, polegares voltados para as orelhas, levar as pernas para cima e para frente, elevando e estendendo o quadril, até que os pés cheguem ao solo. Simultaneamente, estender os braços, para assumir a posição de ponte.

▶ **Auxílio.** Dois colegas apoiam o executante, segurando nas costas e quadril ou coxa, para que o exercício seja feito de forma controlada (Figura 5.23D).

- Utilizar um plano elevado. Partindo da posição agachada, apoiar as mãos na extremidade do plinto, flexionar a cabeça e colocar a nuca entre as mãos (como no início do rolamento para frente), chegando ao apoio dorsal carpado; imediatamente executar o *kippe* de nuca, com auxílio (Figura 5.23E).
- *Kippe* de nuca no solo. Iniciar com auxílio de duas pessoas, passar para uma e, quando possível, executar sozinho (Figura 5.23F).

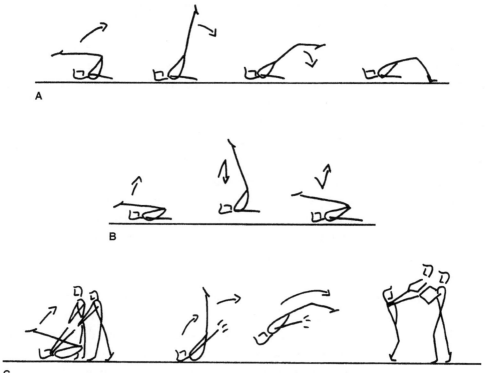

Figura 5.23 *Kippe* de nuca | Aprendizado. (*continua*)

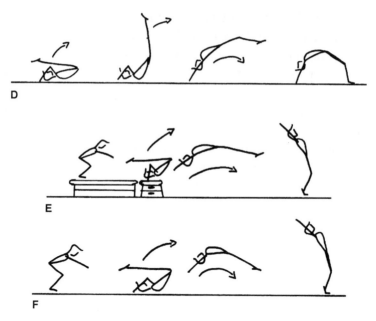

Figura 5.23 (*continuação*) *Kippe* de nuca | Aprendizado.

Reversão

Sendo a ponte um pré-requisito para a reversão, os educativos apresentados com relação à ponte para frente deverão ser bem trabalhados e dominados, antes que se inicie a reversão. Outro educativo interessante é o apresentado a seguir:

- Em duplas, tendo um ou dois colegas ao lado, para proteção. O executante *A* faz uma parada de mãos, mantendo as pernas ligeiramente afastadas. O colega *B* segura-o pelos tornozelos e se vira de costas para *A*. *B* flexiona as pernas, ligeiramente afastadas, para ter uma boa base de sustentação, de forma a colocar seu quadril na altura dos ombros de *A*. Então *B* flexiona o tronco para frente, elevando *A* sobre as costas, ao mesmo tempo em que estende as pernas, até colocar *A* de pé à sua frente. *A* mantém os braços elevados e estendidos e o olhar voltado para as mãos, até ser colocado de pé (Figura 5.24A).

O detalhe que diferencia a ponte da reversão é a existência de uma fase de voo entre o apoio das mãos e a chegada dos pés ao solo, nessa última. Como consequência da fase de voo, durante a execução da reversão, o tronco estará apenas ligeiramente arqueado, não assumindo a posição característica da ponte. Para que esse voo seja possível, é necessário desenvolver uma boa repulsão de mãos (braços). Para essa finalidade, podem-se utilizar os seguintes exercícios:

- Impulso à parada de mãos, saltando com as mãos, antes que as pernas atinjam a vertical, procurando ultrapassar uma área delimitada por riscos ou cordas colocadas no solo, rolar a seguir. Essa repulsão deve ser feita com braços estendidos, elevando apenas os ombros em direção às orelhas e mantendo todo o corpo tenso e estendido (Figura 5.24B).
- Saltar com as mãos, subindo um pequeno degrau formado por um colchão, rolar a seguir (Figura 5.24C).

- Impulso à parada de mãos, frente a um colchão gordo, e repulsão ao voo estendido, caindo de costas sobre o colchão. Manter o corpo estendido e tenso até a posição deitada alongada. (Figura 5.24D).
- Saltar com as mãos, o mais alto possível, com auxílio, voltando à posição inicial. O ajudante segura com uma mão por baixo do ombro, auxiliando na repulsão, o outro braço envolve o executante pela cintura. Durante a fase aérea, o executante deverá estar com o quadril apoiado no ombro do auxiliar (Figura 5.24E).
- Para completar a reversão, utilize um plano elevado, que facilita executar a parada de mãos com repulsão, na extremidade do plano elevado, e completar a rotação até a posição de pé. Com auxílio: dois companheiros apoiam na região dorsal e escapular, ajudando na elevação dos ombros (Figura 5.24F).

▶ **Cuidado.** A proteção deve ser feita de forma a dirigir o movimento na sua forma tecnicamente correta, acompanhando o executante até a posição de pé, equilibrada. Não basta empurrar os ombros. A força utilizada deve ser suficiente para colocar o executante em pé, evitando-se impulso exagerado que poderia causar excesso de rotação para frente, com consequente desequilíbrio e até queda descontrolada no solo.

- Reversão no solo. Após um grande número de repetições da reversão, partindo do plano elevado, ela deverá ser executada no solo, utilizando o mesmo pré-impulso das rodas e rodantes. Iniciar com auxílio, como no exercício anterior (Figura 5.24G).

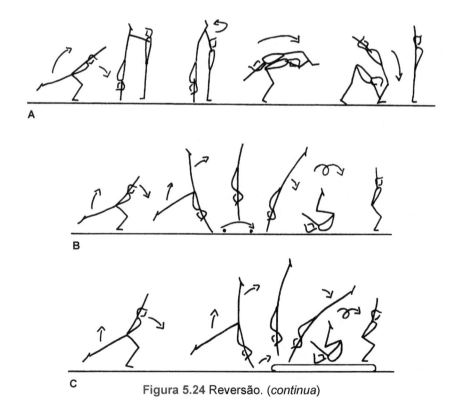

Figura 5.24 Reversão. (*continua*)

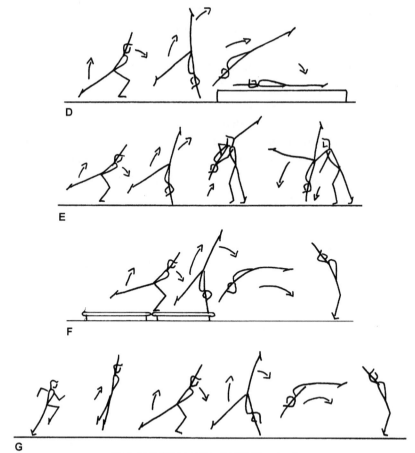

Figura 5.24 (*continuação*) Reversão.

Assim como na execução da ponte, também na reversão os braços permanecem no prolongamento do corpo, com ombros alongados, o olhar voltado para as mãos, até a aterrissagem na posição de pé. A posição do corpo, na aterrissagem, é a mesma do *kippe*: apoio na planta anterior dos pés (nunca sobre os calcanhares), ainda com braços elevados, ombros e quadril alongados, joelhos ligeiramente flexionados.

A reversão ao apoio sobre os dois pés também é um elemento de ligação e impulso para outros saltos, como mergulhos, *flic-flac* para frente e mortais.

Variação

- Reversão ao passo (Figura 5.25).

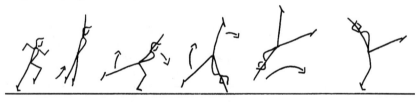

Figura 5.25 Reversão | Variação.

Flic-Flac

O *flic-flac* se diferencia da ponte para trás pela sua dinâmica. Ele apresenta fases de voo antes e depois do apoio das mãos. Em função da fase de voo, o corpo não assume a posição característica da ponte, mas permanece ligeiramente arqueado e as pernas unidas.

As características técnicas descritas a seguir deverão ser observadas não somente na execução do *flic-flac* completo, mas também nos educativos.

- Partindo da posição de pé, flexionar as pernas, desequilibrando-se para trás, para saltar para cima e para trás.
- Simultaneamente, lançar os braços para trás, paralelos e estendidos, a cabeça acompanha o movimento dos braços, o olhar se volta para as mãos.
- Durante a fase de voo, com rotação para trás, que se segue, o corpo permanece hiperestendido.
- Apoiar as mãos no solo, com os dedos voltados ligeiramente para dentro e os braços minimamente flexionados, passando pela parada de mãos.
- Trazer as pernas para baixo, ao mesmo tempo em que as mãos empurram o chão, para elevar o tronco. Entre o apoio das mãos e a chegada dos pés ao solo, haverá uma segunda fase de voo (repulsão).
- Na aterrissagem, braços e tronco devem estar elevados.
- Considerando que o *flic-flac* é um exercício de ligação, ele deve ser sempre seguido de um salto estendido, ao menos.

Aprendizado

- De costas, um para o outro, *A* segura nos punhos de *B*, flexiona as pernas ligeiramente afastadas até encaixar o quadril um pouco abaixo do quadril de *B* e o eleva sobre as costas, flexionando o tronco para frente e estendendo as pernas. Continua flexionando o tronco até colocar as mãos de *B* no solo. Projetando o quadril para frente, *A* empurra *B* para a parada de mãos passageira e permite, assim, que *B* traga as pernas para baixo e chegue à posição de pé (Figura 5.26A).
- Em trios, um executa e dois protegem e auxiliam. Os auxiliares, colocados ligeiramente atrás e ao lado do executante, seguram-se pelos punhos. Partindo da posição de pé, com braços elevados, estendidos e paralelos, o executante se inclina para trás, olhando para as mãos, mantendo o corpo tenso e estendido, até cair sobre os braços dos auxiliares. Esses devem apoiar o executante com os braços nas coxas, logo abaixo do quadril e na região escapular, elevando-o do solo e colocando-o em posição de parada de mãos, ainda com o corpo totalmente tenso e estendido. Continuam a rotação para trás até que o executante passe da parada de mãos, para, então, flexionar o quadril e trazer os pés para o chão. Finalmente, o executante eleva tronco e braços (Figura 5.26B).
- Partindo da posição sentada sobre um plinto, com o quadril um pouco para fora da superfície de apoio, braços elevados, estendidos e paralelos. Dois ajudantes firmam o executante nessa posição, com uma das mãos sobre suas coxas. Lentamente, o executante se inclina para trás, olhando para as mãos, até que elas cheguem ao solo. Os ajudantes

podem auxiliar na descida, apoiando a mão livre na região escapular do executante. Os auxiliares ajudam o executante a chegar à parada de mãos, mantendo seu ombro alongado e elevando suas pernas. Então passam uma das mãos para o ventre do executante, para auxiliar na flexão do quadril e descida das pernas à posição de pé (Figura 5.26C).

Para aprender o impulso correto para o *flic-flac*, o salto para trás e para cima, não é possível partir de uma posição estática com as pernas flexionadas. A flexão das pernas, que prepara para o salto, deve levar o quadril para trás, mantendo o tronco em posição ereta, vertical, desequilibrando o executante. Esse impulso deve ser treinado de forma natural e dinâmica, colocando objetivos simples a serem atingidos pelos alunos. Dois educativos podem ser utilizados para facilitar o aprendizado do salto para trás:

- Saltar para trás e para cima, para cair deitado, estendido, sobre um plano elevado, coberto com colchão macio. Os braços ajudam no impulso, sendo lançados paralelos, de baixo para cima e para trás, até o prolongamento do corpo (Figura 5.26D).
- Saltar para trás e para cima, para apoiar-se no ombro de um companheiro que o segura pela cintura. O auxiliar deverá apoiar o ombro na região dorsal do executante e colocá-lo de volta na posição de pé (Figura 5.26E).

Para completar o *flic-flac*, a partir do salto para trás, inicie utilizando um plano elevado e, de preferência, inclinado. Esse plano pode ser uma tampa de plinto, uma prancha de salto ou um minitrampolim, com colchões na altura de sua borda e molas bem cobertas. Nesta fase, já deve ser exigido o salto estendido após o *flic-flac*.

- Os auxiliares, colocados ligeiramente atrás e ao lado do executante, seguram com uma mão na região dorsal e a outra atrás da coxa. O executante salta para trás e completa o exercício, conforme descrito anteriormente. Os auxiliares dirigem o movimento, garantindo a segurança (Figura 5.26F).

A repulsão característica do final do *flic-flac* deve ser treinada separadamente.

- Utilizando a tampa do plinto, parada de mãos sobre o plinto, arquear ligeiramente o corpo, como durante o *flic-flac*, executar a repulsão (empurrar o plinto). Simultaneamente, flexionar, dinamicamente, o tronco que estava alongado, para obter uma posição curvada para frente, enquanto os pés são trazidos para o chão. Aproveitar o impulso obtido para saltar imediatamente após a aterrissagem. Este exercício é denominado de corveta, chicote, burrinho, entre outros. Um auxiliar deve posicionar-se atrás do plinto e impedir que o executante passe da parada de mãos, desequilibrando-se para trás (Figura 5.26G).

Esse mesmo exercício também facilita a execução do *flic-flac* isolado ou em sequências: precedido do rodante ou seguido de outros *flic-flacs*.

- Com auxílio de duas pessoas, que acompanham todo o movimento, segurando na região dorsal e coxas, executar a corveta e, aproveitando o impulso obtido, saltar imediatamente para o *flic-flac*. No final, saltar estendido com elevação dos braços (Figura 5.26H).

Capítulo 5 | Exercícios Básicos 59

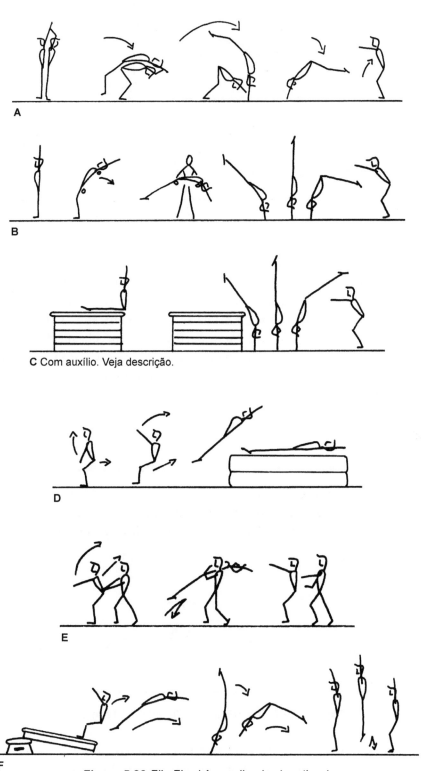

Figura 5.26 *Flic-Flac* | Aprendizado. (*continua*)

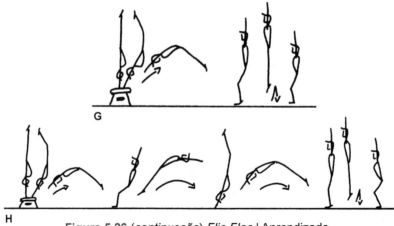

Figura 5.26 (*continuação*) *Flic-Flac* | Aprendizado.

O passo seguinte, no aprendizado dos *flic-flacs*, será executá-los em sequência. Normalmente, o *flic-flac* é executado após um rodante. A segurança deverá ser idêntica àquela descrita nos exercícios anteriores. Os auxiliares deverão estar muito atentos para fazer a segurança assim que o rodante esteja se encerrando, com a chegada dos pés ao solo. Para as sequências de dois *flic-flacs*, partindo da corveta ou do rodante, iniciar com duas duplas de auxiliares, sendo uma para cada *flic-flac*. Com a prática, a segurança poderá ser feita por apenas uma pessoa, que vai diminuindo o auxílio de acordo com a evolução do aluno.

Mortal para frente (grupado)

O mortal para frente pode ser executado com 3 diferentes técnicas de impulso de braços.

- Técnica 1: no momento do impulso das pernas, os braços já se encontram no alto e são lançados para cima e ligeiramente para frente. É mais utilizada quando o mortal é executado após uma reversão, *kippe* ou outro mortal, mas também após uma corrida (Figura 5.27).

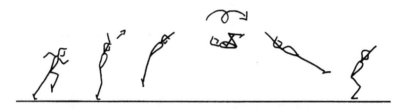

Figura 5.27 Mortal para frente (grupado) | Técnica 1.

- Técnica 2: no momento do impulso das pernas, os braços se encontram embaixo e são lançados para frente e para cima. Somente usada quando o mortal é executado após a corrida. Esta técnica é de difícil execução, pois os braços, durante o impulso, movimentam-se em sentido contrário à rotação do mortal. Deve, portanto, ser evitada (Figura 5.28).

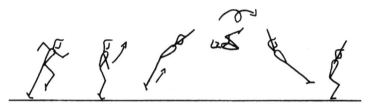

Figura 5.28 Mortal para frente (grupado) | Técnica 2.

- Técnica 3: no momento do impulso das pernas, os braços se encontram embaixo, à frente, e são lançados para trás e para cima. Somente usada quando o mortal é executado após a corrida. Também chamado de mortal japonês (Figura 5.29).

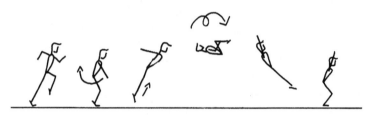

Figura 5.29 Mortal para frente (grupado) | Técnica 3.

Em todas as três formas, os braços devem ser lançados de maneira coordenada com o impulso das pernas, ou seja, quando o executante está subindo, em função do impulso das pernas, os braços também devem estar se elevando. A rotação se inicia na saída do solo com a elevação do quadril para trás. No ponto mais alto o corpo, deverá estar bem grupado, as coxas próximas ao tronco, pernas unidas, pés estendidos e mãos segurando os joelhos. Então, no início da fase descendente, é feita a abertura, através da extensão de tronco e pernas e elevação dos braços. A aterrissagem deve amortecer o impacto no solo, com flexão dos pés, joelhos e quadril. Os braços permanecem elevados.

Aprendizado

- Da posição deitada alongada, grupar, assumindo a posição anteriormente descrita, e abrir rapidamente, sem deitar a cabeça e as pernas no solo, simulando a abertura do mortal (Figura 5.30A).
- Partindo da posição de cócoras sobre um plinto, apoiar mãos, dorso e nuca na extremidade e rolar grupado, fazendo pequena abertura para aterrissar de pé no colchão. Dois colegas ajudam, segurando no braço, próximo ao ombro do executante (Figura 5.30B).

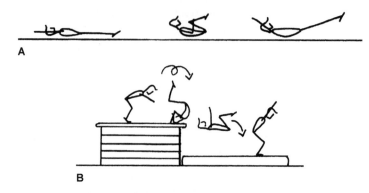

Figura 5.30 Mortal para frente | Aprendizado.

Técnicas 1 e 2

Aprendizado

- Executar um rolamento grupado sobre um plano bem elevado. É interessante utilizar uma prancha de salto, para facilitar a impulsão, nesse e nos próximos exercícios (Figura 5.31A).
- Como o anterior, porém sem o apoio das mãos no colchão. A aterrissagem deverá ser feita de costas sobre o colchão, em posição grupada (Figura 5.31B).

Os alunos não devem tentar chegar em posição de cócoras, mas evitar excessos de rotação, para não se acidentarem. Nessa fase são comuns as rotações descontroladas, que podem causar acidentes, entre os quais destacamos os choques de joelhos contra o rosto. Para evitar que os alunos se machuquem, podemos orientá-los a afastar ligeiramente as pernas, para que a cabeça passe entre elas em caso de quedas descontroladas.

- Aumentar um pouco a rotação, abrir o corpo no ar para aterrissar sentado no colchão. Observar a posição bem grupada, quando em fase aérea (Figura 5.31C).
- Partindo de pé sobre uma prancha de salto ou minitrampolim, com pequeno impulso, executar o mortal completo, com colchão macio para a aterrissagem, com auxílio de duas pessoas. Os auxiliares seguram nos braços, de forma a permitir a rotação para frente (Figura 5.31D).
- Com pequena corrida e impulso na prancha, executar o mortal para frente com auxílio de duas pessoas, que seguram com uma das mãos no ventre e a outra na nuca ou dorso do executante, para que o executante possa utilizar os braços. Na aterrissagem, as mãos passam para o braço, para frear a rotação (Figura 5.31E).

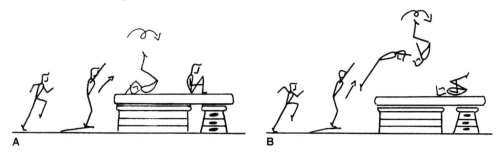

Figura 5.31 Mortal para frente – Técnicas 1 e 2 | Aprendizado. (*continua*)

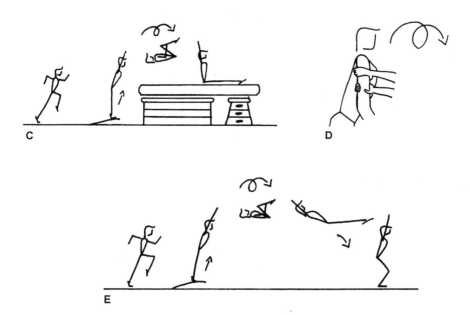

Figura 5.31 (*continuação*) Mortal para frente – Técnicas 1 e 2 | Aprendizado.

Mortal japonês (técnica 3)

Esta técnica de mortal para frente costuma alcançar menor altura do que as demais, mas permite maior velocidade de rotação, facilitando a aterrissagem ao passo (um pé após o outro) e a ligação a um rodante ou reversão.

Aprendizado

- Da posição de pé, com os braços para frente, lançá-los com velocidade para trás e para cima, estendendo simultaneamente os pés. Quando a circundução dos braços atinge o limite da articulação do ombro, seu impulso se transfere para o restante do corpo, provocando um ligeiro descolamento do solo. O tronco se inclina naturalmente e ligeiramente para frente (Figura 5.32A).
- Dois ou três passos de corrida, impulso sobre os pés unidos e salto com lançamento simultâneo dos braços para trás e para cima (Figura 5.32B).
- Partindo de pé sobre uma prancha de salto, os braços elevados para trás, tendo um colchão macio à frente para a aterrissagem. Com auxílio de duas pessoas que seguram nos braços, próximo ao ombro como na técnica anterior, o executante dá pequeno impulso sobre a prancha e eleva o quadril para trás, para passá-lo por cima dos ombros. Flexiona a cabeça para frente e grupa, provocando uma rotação para frente, para aterrissar no colchão. Os auxiliares acompanham o movimento e ajudam o executante até a aterrissagem segura no colchão (Figura 5.32C).
- Após uma pequena corrida, impulso na prancha com lançamento simultâneo dos braços para trás e para o alto, rolar com o dorso sobre um plano elevado (Figura 5.32D).

- Como o exercício anterior, imprimindo maior rotação para abrir o corpo no ar e aterrissar sentado sobre o colchão (Figura 5.32E).
- Retirando o plano elevado, mas mantendo o colchão macio para aterrissagem, executar o mortal com auxílio da prancha de salto. A proteção deverá ser feita por duas pessoas, que apoiarão somente nas costas, depois de iniciada a rotação para frente, uma vez que o movimento dos braços, lançados por baixo para trás, não permite que se segure no ventre. Os auxiliares deverão acompanhar o executante até a aterrissagem segura (Figura 5.32F).

Finalmente, o salto poderá ser executado com impulso no solo, e a segurança, com a evolução da execução, passa a ser feita por apenas uma pessoa, para então ser eliminada.

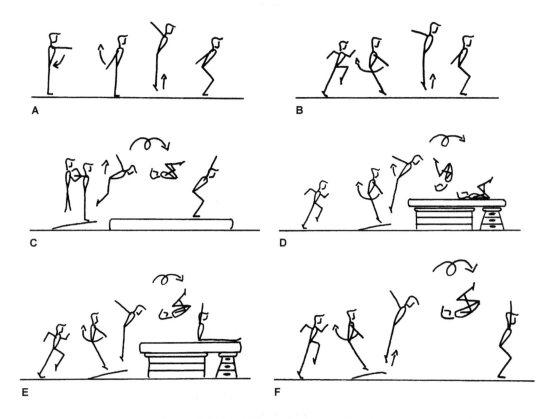

Figura 5.32 Mortal japonês | Aprendizado.

Estando o mortal bem dominado na posição grupada, ele poderá também ser executado na posição carpada e estendida, de maior dificuldade.

Mortal para trás

Partindo de pé, saltar verticalmente lançando os braços de baixo para frente e para o alto até pouco antes da linha da cabeça, projetando ligeiramente o quadril para frente para iniciar a rotação para trás. Trazer os joelhos para as mãos, para segurá-los na posição grupada, e completar a rotação do mortal. A cabeça permanece em posição natural, no prolongamento do tronco, jamais olhando para trás ou flexionada para frente. Estender quadril e pernas para frear a rotação e aterrissar em posição de pé no solo.

Aprendizado

- Partindo do decúbito dorsal sobre o plinto, com a cabeça para fora, braços ao longo do corpo. Elevar os braços de forma dinâmica, brecando-os um pouco antes da linha da cabeça. Imediatamente trazer os joelhos na direção das mãos e rolar para trás, mantendo o corpo bem grupado. As mãos seguram os joelhos durante o rolamento, soltando-os para a aterrissagem no colchão. Duas pessoas fazem a proteção e auxiliam o executante apoiando uma das mãos embaixo do seu ombro. Convém cobrir a face vertical do plinto com um colchão (Figura 5.33A).
- Em trios, frente a uma parede, com colchão para aterrissagem. Os auxiliares seguram o executante pelos braços, próximo ao ombro, de forma a permitir a rotação para trás (Figura 5.33B).
- O executante, seguro pelos auxiliares que mantêm seu ombro sempre na mesma altura, sobe com os pés pela parede até quase alcançar a posição invertida e completa a rotação para trás. Os auxiliares acompanham o movimento até colocar o executante de pé sobre o colchão de proteção. Eles devem evitar aproximar-se demais da parede, durante a execução, para manter espaço suficiente para a passagem do tronco e da cabeça do executante (Figura 5.33C).
- Partindo de pé, de costas e bem próximo a um plano elevado, coberto por colchão macio, saltar para cima, lançando os braços de baixo para frente e para o alto até pouco antes da linha da cabeça, projetando ligeiramente o quadril para frente para iniciar uma rotação para trás. Trazer os joelhos para as mãos, grupando, e aterrissar de costas sobre o plano elevado, ainda em posição grupada, segurando os joelhos. Para evitar que o impulso seja feito para trás, iniciar o salto o mais próximo possível do plano elevado e procurar aterrissar na extremidade do colchão, perto do ponto de partida. Manter duas pessoas ao lado para proteção (Figura 5.33D).
- Partindo de pé sobre uma prancha de salto ou minitrampolim, com colchão macio para aterrissagem. Com o auxílio de duas pessoas que seguram nos braços, como descrito anteriormente, saltar elevando o quadril à frente, trazer os joelhos de encontro ao peito e "rolar" para trás, por sobre os ombros, chegando na posição em pé sobre o colchão (Figura 5.33E).
- Executar o mortal para trás, com impulso na prancha de salto e colchão macio para aterrissagem. Veja descrição no início do capítulo. Para permitir a ação dos braços, a segurança (duas pessoas) passa a ser feita com apoio de uma das mãos na região escapular, para manter a altura e evitar que os ombros sejam levados para trás, e a outra no quadril, para auxiliar na rotação (Figura 5.33F).

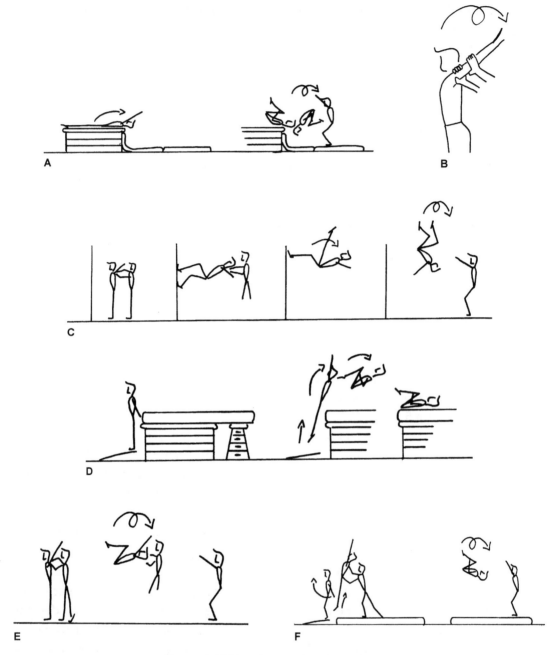

Figura 5.33 Mortal para trás | Aprendizado.

O mortal para trás é mais facilmente executado, quando precedido de um rodante ou *flic-flac*.

- Para treinar a ligação do rodante ao mortal, execute o rodante seguido de um salto bem alto, com ligeira rotação para trás. Os braços devem acompanhar a cabeça, permanecendo elevados, desde o apoio das mãos no solo, durante o rodante, até o salto estendido. Um

auxiliar, colocado na direção do rodante, apoia o executante nas costas, durante o salto, e o coloca de volta em pé no solo (Figura 5.34A).
- Rodante seguido de mortal para trás. Estando os exercícios anteriores bem dominados, executar o rodante seguido de mortal com auxílio de duas pessoas, que apoiam nas costas e quadril e acompanham o movimento até a aterrissagem equilibrada (Figura 5.34B).

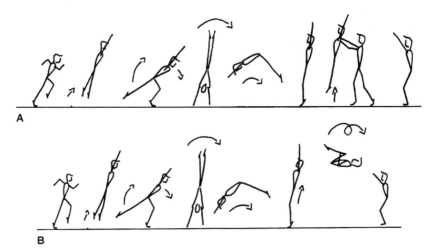

Figura 5.34 Mortal para trás precedido de rodante.

Salto

A iniciação à prova de salto, assim como ao solo, é similar para meninos e meninas. Atualmente, está sendo utilizado um novo aparelho para a prova de salto, com características diferentes do cavalo tradicional e que oferece melhores condições de segurança e rendimento aos ginastas. O novo aparelho é chamado de mesa de salto e é mantido na mesma posição para homens e mulheres, em relação ao sentido da corrida, modificando-se somente a sua altura para os diferentes sexos e faixas etárias (Figura 5.35).

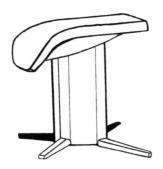

Figura 5.35 Mesa de salto.

Para a iniciação da prova de salto, deve-se utilizar o plinto, já que ele é mais frequentemente encontrado (pode facilmente ser construído por qualquer marceneiro) e permite melhor adequação ao tamanho dos alunos.

Ao trabalhar os saltos, em qualquer situação, sejam eles no solo, por sobre obstáculos ou nas saídas de aparelhos, preste especial atenção à aterrissagem. Cada queda em posição de pé deve ser bem amortecida, utilizando a flexão dos tornozelos, joelhos e quadril, e procurando evitar uma flexão exagerada do tronco à frente. Aterrissagens duras, com pernas estendidas, podem causar lesões sérias. Em caso de aterrissagens desequilibradas, com grande momento de rotação, as crianças devem aprender a amortecer a queda rolando, em vez de tentar brecar o movimento bruscamente, com apoio das mãos e braços estendidos. Desta forma, podem ser evitadas lesões nos punhos, cotovelos e ombros. Aprendendo a aterrissar da forma correta, a criança se protege de traumatismos que podem não ser sentidos imediatamente, mas ter consequências com o passar do tempo.

Aterrissagem

Na aterrissagem, a parte anterior da planta do pé deve ser a primeira a tocar o solo, seguida do calcanhar, o que proporcionará uma ação amortecedora da articulação do tornozelo. Essa passagem ocorre de forma natural e rapidamente. Deve-se evitar a aterrissagem sobre o pé inteiro, que diminuiria o amortecimento, ou muito na ponta do pé, o que poderia facilitar uma entorse de tornozelo. Segue-se a flexão dos joelhos e, por último, a do quadril, de forma que o tronco termine ligeiramente inclinado para frente, evitando o arqueamento da coluna (Figura 5.36).

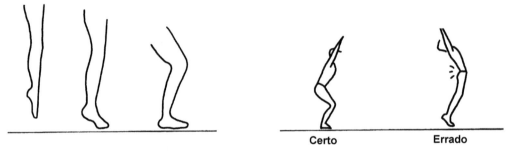

Figura 5.36 Salto | Aterrissagem.

Exercícios para o aprendizado de uma aterrissagem correta

- No solo, saltar o mais alto possível, ligeiramente para frente e amortecer a aterrissagem, procurando fazer o mínimo de ruído (Figura 5.37A).
- Saltar de um plano elevado e aterrissar sobre um colchão firme, procurando fazer o mínimo de ruído. Aumentar gradativamente a altura (Figura 5.37B).

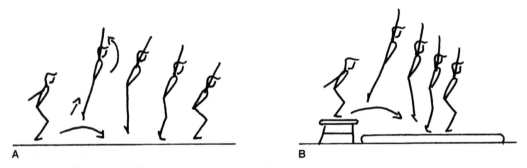

Figura 5.37 Exercícios para o aprendizado de uma aterrissagem correta.

Impulsão

A impulsão na prova de salto é feita sobre uma prancha específica, que proporciona um impulso dinâmico e rápido. Após a corrida de aproximação, os pés se unem na prancha, tocando simultaneamente na área mais alta ou de maior elasticidade. Não se "caminha" sobre a prancha. Ela é tocada sempre com ambos os pés, simultaneamente e somente uma vez. Para um bom aproveitamento da elasticidade da prancha de salto, no momento da impulsão, as pernas devem estar apenas ligeiramente flexionadas e tensas e os calcanhares não chegam a tocar a superfície da prancha.

Exercícios para o aprendizado da impulsão

- Saltitar com os pés unidos, em progressão para frente, com grande tensão na musculatura das pernas, mínima flexão dos joelhos e sem tocar os calcanhares no solo. Os braços executam uma pequena circundução para auxiliar no impulso. O movimento deve ser rápido e vigoroso (Figura 5.38A).
- Após dois ou três passos, dar impulso sobre a prancha e saltar com pernas unidas e estendidas para cima de um plinto. Procurar alcançar a superfície do plinto ainda com pernas estendidas e aterrissar amortecendo através da ação dos tornozelos. Considerando que o objetivo desse exercício é conseguir a máxima elevação possível e que o impacto na aterrissagem sobre o plano elevado é pequeno, podemos solicitar aos alunos que tentem chegar sobre o plinto com as pernas estendidas, usando apenas os pés para amortecer. A altura do plinto deve ser compatível com a condição física dos alunos. É aconselhável manter uma pessoa ao lado para segurança em caso de desequilíbrio. Após a aterrissagem sobre o plinto, saltar para um colchão firme, colocado à sua frente, e amortecer, usando a técnica ideal, com flexão de quadril, joelhos e tornozelos, descrita anteriormente (Figura 5.38B).

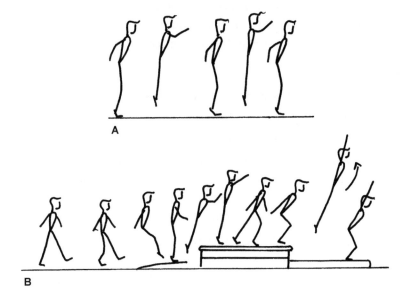

Figura 5.38 Exercícios para o aprendizado da impulsão.

Saltos elementares no plinto transversal

Os saltos elementares podem ser aprendidos com ou sem auxílio da prancha de salto. Quando não houver prancha, o plinto deve estar mais baixo, aproximadamente na altura da cintura dos executantes. Com prancha de salto, use 4 "gavetas" do plinto para as crianças e aumente a altura de acordo com o tamanho dos alunos. No início, use o plinto no sentido transversal em relação à corrida. Mantenha sempre uma pessoa, ao menos, ou duas quando os próprios alunos estiverem fazendo a segurança, ao lado do plinto, próximo à área de aterrissagem, para fazer a proteção necessária e auxiliar na aterrissagem. Desequilíbrios são frequentes na iniciação. A segurança deve evitar que o executante acabe chegando no colchão apoiando-se sobre as mãos, o que poderia causar sérios traumatismos.

- Com o plinto em sentido transversal, apoiar as mãos e depois as pernas, entre os braços, ajoelhando. Com impulso dos braços para frente e para cima e extensão simultânea das pernas, saltar para aterrissar no colchão (Figura 5.39A).
- ▶ **Segurança.** Duas pessoas, colocadas sobre o colchão de aterrissagem, próximo ao plinto, seguram o executante nos braços, uma mão próxima ao ombro, a outra próxima ao cotovelo ou no abdome, acompanhando o movimento, protegendo e auxiliando no salto, se necessário.
- Salto grupado com apoio dos pés sobre o plinto (transversal). Da posição grupada, saltar estendendo o corpo e elevando os braços, para aterrissar no colchão (Figura 5.39B).
- ▶ **Segurança.** A mesma.
- Salto grupado, por sobre o plinto transversal (sem apoio dos pés). Ao apoiar as mãos sobre o plinto, o executante deverá empurrá-lo imediatamente para baixo e para trás e levar os braços para frente, de forma que os ombros permaneçam sempre à frente do quadril, durante a passagem grupada e até a aterrissagem. O contato das mãos com o plinto na fase de apoio deve ser rápido e dinâmico (Figura 5.39C).
- ▶ **Segurança.** A mesma.
- Salto com pernas afastadas e estendidas ao apoio dos pés sobre o plinto (transversal). Da posição afastada, saltar elevando os braços e unindo as pernas na fase de voo (Figura 5.39D).
- ▶ **Segurança.** A mesma, sendo que os auxiliares devem colocar-se mais à frente para evitar o contato com as pernas. Outra opção de segurança, em se tratando de um auxiliar adulto: colocar-se à frente do plinto, no centro do colchão, e segurar o executante nos braços, bem próximo aos ombros, no momento em que ele apoia as mãos sobre o plinto. Atenção para evitar choques com o executante.
- Salto afastado por sobre o plinto transversal (sem apoio dos pés). Assim como no salto grupado, o contato das mãos com o plinto na fase de apoio deve ser rápido e dinâmico. O executante deverá empurrá-lo imediatamente para baixo e para trás e levar os braços para frente, de forma que os ombros permaneçam sempre à frente

do quadril, durante a passagem afastada e até a aterrissagem. Mantendo o apoio por tempo prolongado, o executante poderá vir a sentar-se sobre as mãos, eventualmente machucando os punhos (Figura 5.39E).

▶ **Segurança.** Apenas um auxiliar, colocado à frente do plinto, segurando nos braços do executante. Esse auxiliar deve deslocar-se para trás, acompanhando o movimento do executante, para não atrapalhá-lo.

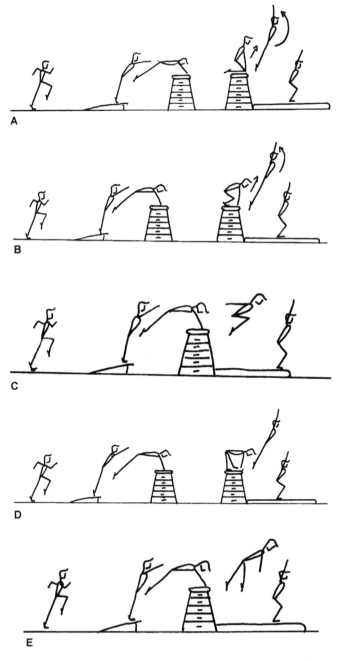

Figura 5.39 Saltos elementares no plinto transversal.

Saltos sobre o plinto longitudinal

Salto grupado

Aprendizado

- Salto da lebre, no solo. Deve-se procurar executar uma ampla fase de voo antes do apoio das mãos (Figura 5.40A).
- Utilizando dois bancos suecos, paralelos, tendo cordas ou bolas medicinais como obstáculos, entre os mesmos. Executar o salto da lebre, ultrapassando com pequeno voo os obstáculos, apoiando as mãos à frente dos mesmos sobre os bancos (Figura 5.40B).
- Salto da lebre, em cima do plinto longitudinal (Figura 5.40C).
- Salto grupado, partindo de cima do plinto (Figura 5.40D).

▶ **Segurança.** O professor deverá auxiliar na passagem grupada, ficando ao lado do plinto. Apoia uma das mãos no abdome, segura com a outra o braço do executante e acompanha todo o movimento, garantindo uma aterrissagem equilibrada.

- Saltar procurando apoiar as mãos na extremidade mais distante do plinto, apoiar os pés, em posição grupada, sobre o plinto e saltar, estendendo o corpo e elevando os braços, para aterrissar sobre o colchão. Esse educativo deve ser repetido até que o aluno seja capaz de executar um bom primeiro voo, apoiando as mãos próximo da extremidade distal do plinto. Somente então será seguro passar para o exercício seguinte, o salto grupado direto (Figura 5.40E).

▶ **Segurança.** Um auxiliar de cada lado acompanha o movimento e faz a proteção em caso de necessidade.

- Salto grupado (Figura 5.40F).

▶ **Segurança.** O professor deverá auxiliar na passagem grupada, ficando ao lado do plinto. Apoia uma das mãos no abdome, segura com a outra o braço do executante e acompanha todo o movimento, garantindo uma aterrissagem equilibrada.

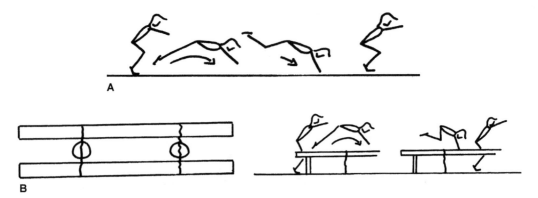

Figura 5.40 Salto grupado | Aprendizado. (*continua*)

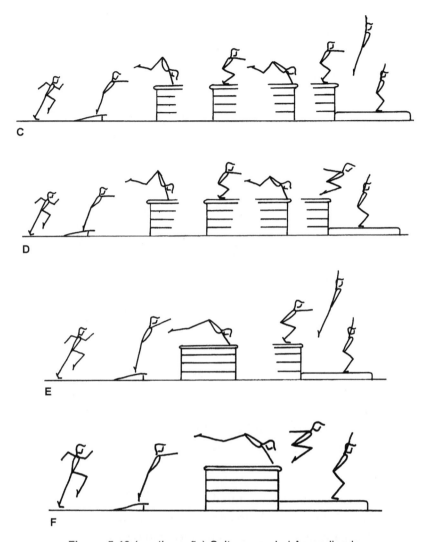

Figura 5.40 (*continuação*) Salto grupado | Aprendizado.

Salto afastado

Aprendizado

A brincadeira de "pular cela", também chamada de "carniça" (saltar com pernas afastadas, apoiando as mãos no dorso de um companheiro), é um bom educativo para o salto afastado.

- No plinto longitudinal, saltar à extremidade proximal do plinto e depois executar a passagem afastada na outra extremidade (Figura 5.41A).

▶ **Segurança.** Uma pessoa de cada lado, apoiando no abdome e no braço do executante, para auxiliar no voo e na passagem afastada. Os auxiliares devem colocar-se na linha do ombro do executante, deixando espaço para o afastamento das pernas, e acompanhar o saltador até a aterrissagem.

- Salto afastado. Assim como no salto grupado, é necessário que o aluno execute um bom primeiro voo, alcançando a extremidade distal do plinto, para então passar ao salto afastado propriamente dito (Figura 5.41B).

▶ **Segurança.** A mesma do exercício anterior.

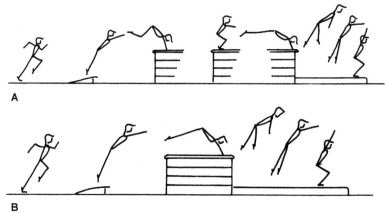

Figura 5.41 Salto afastado | Aprendizado.

Reversão

Há diversos exercícios educativos e recursos materiais auxiliares para o aprendizado da reversão, entre os quais se pode destacar a utilização de colchões elevados à altura do plinto, que permitem o treinamento mais intenso do primeiro voo e da fase de apoio e repulsão, sem preocupação com a aterrissagem. A utilização do minitrampolim, em substituição à prancha de salto, também facilita o aprendizado da reversão.

Aprendizado

- Para aprender a ação das pernas no impulso. De pé, de frente para uma parede, alguns passos de corrida, pré-impulso unindo os pés, próximo à parede, para saltar lançando os braços para frente e para cima e levando as pernas unidas e estendidas para trás. Apoiar as mãos na parede, ao alto, para voltar à posição de pé (Figura 5.42A).

  Os exercícios para repulsão, no solo, também auxiliam no aprendizado da reversão no salto.
- Tendo um colchão gordo, macio, na altura da superfície do plinto, saltar ao apoio invertido, fazer a repulsão e aterrissar em decúbito dorsal sobre o colchão. Na aterrissagem, todo o corpo deve tocar simultaneamente o colchão. Os braços permanecem elevados e estendidos, no prolongamento do corpo. O corpo deve estar plenamente alongado e tenso, jamais arqueado ou flexionado (Figura 5.42B).

▶ **Segurança.** Dois auxiliares se colocam entre o plinto e a prancha (ou minitrampolim) e auxiliam no primeiro voo, apoiando uma mão na coxa e a outra no abdome ou peito do executante. O auxílio deve ser feito logo no início do voo, assim que o executante sai da prancha, para orientar a direção do voo e imprimir a rotação necessária para alcançar o apoio invertido.

Para incentivar uma maior repulsão, elevar a altura do colchão de aterrissagem, em cerca de 30 cm (mais um colchão), e executar o mesmo exercício.

- Retirar o colchão elevado e executar a reversão com auxílio, aterrissando de pé sobre um colchão macio (Figura 5.42C).

▶ **Segurança.** Duas pessoas auxiliam no primeiro voo, como no exercício anterior, e mais duas pessoas no segundo voo, com uma mão no dorso e a outra no braço, próximo ao ombro, acompanhando o executante até a posição de pé, equilibrada. Para garantir a aterrissagem em pé, pode ser necessário aumentar a rotação do executante, elevando seus ombros, ou brecar um excesso de rotação. Neste último caso, uma das mãos deve ser apoiada mais abaixo, no quadril ou coxa, enquanto a outra segura no braço próximo ao ombro, impedindo que o executante continue girando para frente.

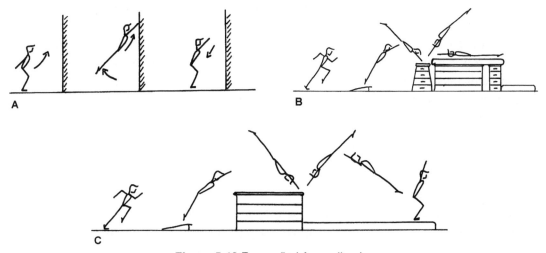

Figura 5.42 Reversão | Aprendizado.

Observações

- Os exercícios aqui apresentados poderão ser treinados no plinto (ou cavalo) em sentido transversal ou longitudinal, dependendo do tamanho e do nível técnico dos alunos.
- A segurança deve ser mantida até que o exercício esteja plenamente dominado, mas pode ser diminuída para duas pessoas (uma em cada voo).

Uma reversão bem feita deve ter as seguintes características:

- No momento da impulsão, os braços são levados de baixo, para frente e para cima, na direção da superfície de apoio, e os pés e pernas são lançados vigorosamente para trás, mantendo o corpo estendido e tenso. O 1º voo deve ser baixo e rápido, para permitir uma boa repulsão e, consequentemente, um 2º voo bem amplo.
- Na fase de apoio, o corpo permanece estendido e tenso, braços no prolongamento do corpo. Os ombros não devem flexionar-se, avançando em relação ao apoio das mãos, mas sim alongar-se na repulsão.

- No 2º voo deve-se identificar nitidamente uma elevação do centro de massa, em relação ao 1º voo. Ele deve ser alto e longo.
- A aterrissagem da reversão, na prova de salto, difere daquela do solo: o quadril também se flexiona, como descrito no início do capítulo.

O treinamento de salto deve ser complementado com treinamento de corridas de velocidade em distâncias similares ao comprimento da corrida, combinadas com impulsos na prancha de salto, para que os alunos aprendam a aproveitar a velocidade adquirida durante a corrida no momento do impulso sobre a prancha.

Barra

A iniciação para a barra fixa masculina e as paralelas assimétricas femininas é muito similar. Os mesmos exercícios básicos devem ser ensinados para os dois sexos. Para a iniciação pode-se utilizar a barra fixa baixa, a barra baixa das paralelas assimétricas, a paralela masculina, retirando um dos barrotes, ou mesmo barras de jardim. Exercícios de suspensão, como os executados nas barras, são muito importantes para o desenvolvimento harmônico das crianças, já que, atualmente, são poucas as que têm oportunidade ou interesse em brincadeiras que propiciam a utilização da musculatura em questão, como subir em árvores ou se pendurar e balançar.

É fácil improvisar uma barra fixa adequada para uma boa iniciação. Bastam duas vigas de madeira e um cano, em uma caixa de areia.

Como construir uma barra fixa adaptada

Material necessário

Para construir uma barra fixa adaptada, é necessário o seguinte material (Figura 5.43A):
- Vigas de madeira, com espessura de 16 × 5 cm e 3 metros de comprimento
- Canos de ferro galvanizado (para que não enferrujem), com paredes grossas (mais resistentes), diâmetro externo de 1 polegada e comprimento de 1 m a 1,1 m
- Parafusos com porcas em forma de borboleta, para fixação dos canos
- Concreto, para chumbar as vigas no solo
- Areia, para a aterrissagem.

As vigas devem ser chumbadas no solo, com concreto, de forma que não se inclinem nem balancem, durante a utilização. Elas devem ter furos a partir de 1 metro de altura e a cada 20 cm, aproximadamente, para a colocação dos canos. A graduação de altura dos canos permite adequar o aparelho à altura dos alunos e às atividades a serem desenvolvidas. Além disso, os canos devem ser fixados para que não escapem de seu encaixe e não girem nas mãos dos executantes, o que poderia causar acidentes. Um parafuso, traspassando a viga e o cano, com uma borboleta, é uma boa opção para fixação dos canos (Figura 5.43B).

Como o aparelho servirá apenas para iniciação e exercícios elementares, uma grossa camada de areia embaixo da barra é suficiente para amortecimento das aterrissagens. No entanto, havendo colchões à disposição, eles devem ser utilizados, para dar mais segurança aos alunos. A caixa de areia, ao menos em um dos lados, deve estender-se por cerca de 3 metros adiante das barras, para a execução das saídas. O nível da areia deve ser igual ao do solo, sem muretas ou tábuas de contenção salientes.

Para melhorar o aproveitamento dos alunos nas aulas, um conjunto de 4 ou 5 barras será mais eficiente do que uma única. Elas ainda podem ser colocadas em alturas diferentes, adequando-se à altura dos alunos. Para garantir o fluxo contínuo dos alunos nas diversas barras, sem que a execução de um atrapalhe a de outro, é necessário definir a trajetória a ser percorrida, após a saída do aparelho. Os alunos das colunas internas deverão sair pela frente, ultrapassando a linha de aterrissagem das colunas externas, e, então, voltar a seus lugares por fora. Convém colocar um ponto de referência, como uma bola ou cone, a ser circundado pelos alunos. Esse sistema foi utilizado com muito sucesso pelo autor, durante anos, em pátios de escolas de ensino fundamental (Figura 5.43C).

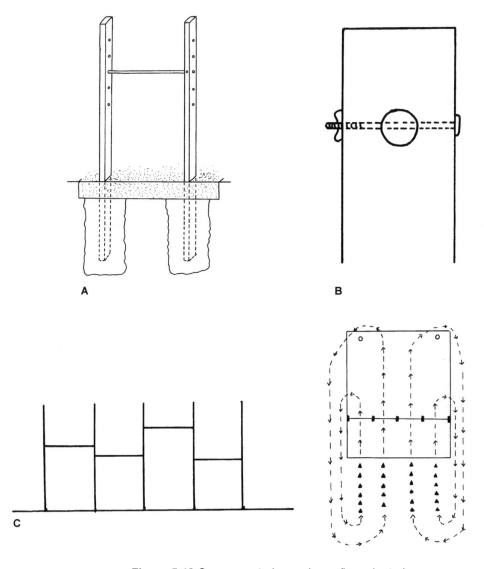

Figura 5.43 Como construir uma barra fixa adaptada.

Considerando que uma barra fixa oficial é dificilmente encontrada em escolas, e até mesmo em cursos de graduação em Educação Física, apresentaremos neste capítulo apenas exercícios elementares, que poderão ser trabalhados com segurança nos aparelhos alternativos anteriormente descritos.

Barra baixa

Para os exercícios apresentados a seguir, a altura da barra deve corresponder, aproximadamente, à altura do peito/ombros do executante. Os exercícios de adaptação auxiliam no desenvolvimento da condição física necessária para a execução dos elementos básicos nesse aparelho.

Exercícios de adaptação ao aparelho

- Balançar em suspensão, tomando impulso com os pés no solo, duas vezes para frente e para trás e, no terceiro balanço, sair caminhando para frente, arqueando ligeiramente o corpo e empurrando a barra para trás. Os braços devem permanecer sempre estendidos, de forma que o executante esteja literalmente pendurado na barra, sem fazer força com os braços (Figura 5.44A).
- Balançar, tomando impulso com os pés, para frente, girar 180° sobre uma das mãos. Repetir e sair para frente, no terceiro balanço, como no exercício anterior (Figura 5.44B).
- Em suspensão, sem balanço, passar as pernas entre os braços, apoiando-as na barra, na articulação dos joelhos, e voltar à posição inicial (Figura 5.44C).

▶ **Segurança.** Se necessário, auxiliar na elevação das pernas e do quadril. Em caso de crianças muito pequenas ou alunos que não tenham ainda força suficiente de preensão nas mãos, segurar nos punhos (uma pessoa de cada lado), evitando que as mãos escapem da barra.

- Em suspensão, sem balanço, passar as pernas entre os braços, suspendendo-se pelos joelhos, soltar as mãos da barra e tocá-las no solo. Segurar novamente a barra e voltar as pernas à posição inicial (Figura 5.44D).

▶ **Segurança.** O auxiliar apoia as mãos sobre as pernas do executante, mantendo-as flexionadas, de forma que não escapem da barra.

- Em suspensão, passar as pernas entre os braços, suspendendo-se pelos joelhos, soltar as mãos da barra e apoiá-las no solo, um pouco adiante da linha da barra, estender os braços, olhar para o chão entre as mãos e soltar as pernas da barra, chegando na posição de cócoras. Sair pela frente (Figura 5.44E).

▶ **Segurança.** Na primeira fase, como no exercício anterior. Depois que o executante estiver com as mãos firmemente apoiadas no solo, uma das mãos segura no braço e a outra mantém o abdome elevado, enquanto as pernas descem à posição de cócoras.

- Em suspensão, passar as pernas entre os braços, girando para trás até os pés se apoiarem no solo, caminhar para frente, soltando as mãos da barra (Figura 5.44F).
- Em suspensão, passar as pernas entre os braços, girar para trás até os pés se apoiarem no solo, dar impulso para elevar o quadril e voltar passando as pernas entre os braços à posição inicial (Figura 5.44G).

- Saltar ao apoio, flexionando o quadril e acomodando a barra no ângulo ali formado, lançar as pernas para trás, estendendo os braços, e saltar à posição em pé. Para conseguir uma boa amplitude no exercício, faça riscos no chão definindo a área de aterrissagem, para que os alunos tentem alcançar a mais afastada. Os alunos devem subir na barra de frente para os colegas que aguardam na coluna, para manter o mesmo rodízio proposto anteriormente e para não atingir com os pés os que aguardam (Figura 5.44H).
- Saltar ao apoio facial e rolar para frente até o apoio dos pés no solo (Figura 5.44I).

▶ **Segurança.** Dois auxiliares, colocados ao lado e à frente da barra, seguram com uma das mãos no punho do executante e, com a outra nas costas, ajudam no giro.

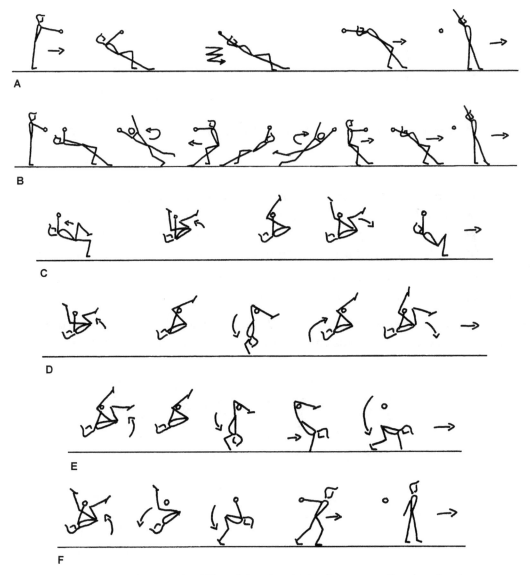

Figura 5.44 Barra baixa | Exercícios de adaptação ao aparelho. (*continua*)

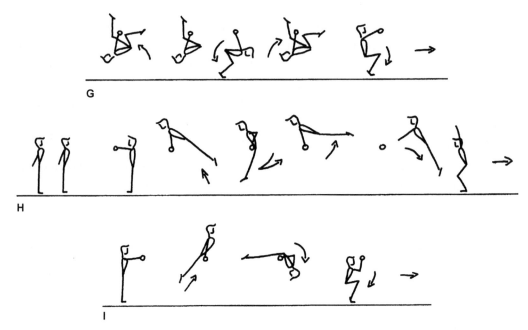

Figura 5.44 (*continuação*) Barra baixa | Exercícios de adaptação ao aparelho.

Oitava

- Partindo bem próximo à barra, braços flexionados, tendo uma das pernas elevada à frente e apoiada por um companheiro (ou apoiando o pé sobre um plinto), lançar a outra perna pela frente, para cima e para trás, por cima da barra, levando o quadril em direção à barra, para chegar ao apoio facial (subida em oitava) (Figura 5.45A).

▶ **Segurança.** Outro auxiliar pode colaborar na elevação das pernas e quadril, apoiando uma mão na coxa e a outra nas costas do executante.

- Apoiando um dos pés um pouco à frente da linha da barra, lançar a outra perna por cima da barra para executar a subida em oitava sem auxílio dos companheiros (Figura 5.45B).

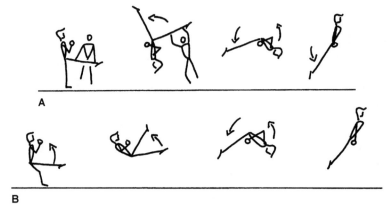

Figura 5.45 Barra baixa | Oitava.

Saída estendida por baixo da barra (sublançamento)

- Partindo do apoio sobre uma das pernas, atrás da linha da barra, braços estendidos, lançar a outra perna para frente. Saltar com a perna de apoio, unindo-a à outra, aproximando os joelhos da barra, tendo o quadril ainda atrás da barra. Lançar as pernas para cima e para frente, empurrar a barra para trás para executar um voo e aterrissar à frente. Colocar uma corda (preferencialmente elástica) à frente, como obstáculo a ser ultrapassado (Figura 5.46A).
- Como o exercício anterior, mas partindo com pernas unidas, ligeiramente atrás da barra (Figura 5.46B).
- Partindo do apoio facial, estendido, levar os ombros para trás, elevar as pernas para frente e executar a saída em sublançamento estendido (Figura 5.46C).

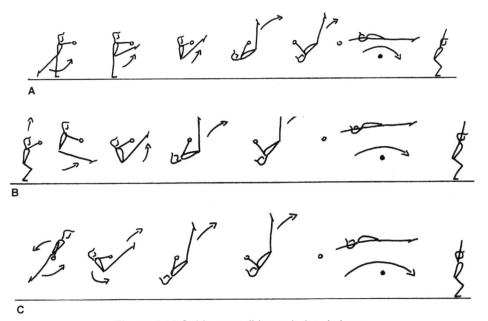

Figura 5.46 Saída estendida por baixo da barra.

Observações

- Os braços nunca devem ser flexionados.
- A cabeça permanece em posição natural, olhando para a barra. Não levar a cabeça para trás durante o exercício.
- O corpo deve estar estendido, não arqueado.

Variação

- Saída em sublançamento estendido com ½ volta. O giro é iniciado no momento do lançamento das pernas para frente, ainda com o apoio das mãos na barra. Utilize a corda como obstáculo (Figura 5.47).

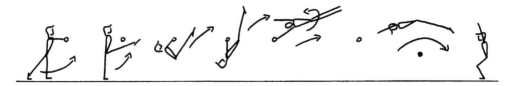

Figura 5.47 Saída estendida por baixo da barra | Variação.

Giro facial para trás

Antes de aprender o giro facial para trás, é preciso treinar o impulso para o giro.

- Do apoio facial, flexionar o quadril e os braços, acomodando a barra na articulação. Então, lançar as pernas para trás e para cima, estendendo braços e quadril, e voltar ao apoio. As pernas permanecem estendidas e unidas, abdome contraído, evitando o arqueamento do corpo. Para amortecer o impacto do quadril sobre a barra, o executante deverá tocar a barra ainda com o quadril estendido e, então, flexioná-lo. Repetir o lançamento 3 vezes (Figura 5.48A).

Estando o impulso bem coordenado, é possível introduzir o giro facial para trás.

- Do apoio facial, lançamento de pernas para trás e, aproveitando a inércia do movimento das pernas, que se deslocam para frente, no momento em que o quadril toca a barra, girar para trás, em torno da barra, levando o tronco para trás. As mãos devem acompanhar a rotação, girando junto com o corpo, para permitir um bom apoio no final do giro. Aproveitando o impulso obtido com o giro, executar a saída em sublançamento estendido para frente, sem interromper o movimento de rotação (Figura 5.48B).

▶ **Segurança.** Dois auxiliares, colocados um de cada lado e à frente da barra, ajudam no giro, com as mãos atrás das coxas e nas costas do executante. Eles devem manter o quadril do executante próximo à barra e auxiliar na rotação.

- Com a repetição do giro, a execução evolui até que se realize o giro sem que o quadril se apoie na barra (Figura 5.48C).

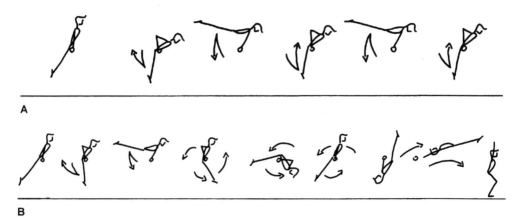

Figura 5.48 Giro facial para trás. *(continua)*

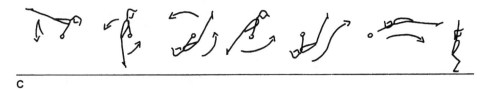

C

Figura 5.48 (*continuação*) Giro facial para trás.

Kippe

Aprendizado

- Em suspensão flexionada na barra baixa, com dois ajudantes que seguram, cada um, uma perna do executante, balançar para frente e para trás 3 vezes, com braços estendidos, e no terceiro balanço para trás pressionar a barra para baixo, ainda com os braços estendidos, e subir ao apoio, com auxílio. O quadril deve elevar-se por trás da barra, portanto ele primeiro é levado para trás, no balanço, para depois ser elevado com a ação dos braços. O quadril permanece flexionado até chegar ao apoio (Figura 5.49A).
- Em suspensão na barra baixa, com braços estendidos, apoiar os pés, com pernas flexionadas, em um plinto colocado à frente da barra. Estender as pernas, levando o quadril para trás, e, então, pressionar a barra para baixo com os braços, subindo ao apoio. O plinto deve ser colocado a uma distância aproximadamente correspondente ao comprimento das pernas dos executantes e deve ser estabilizado por colegas (sentados sobre ele, por exemplo), para que não tombe, ou colocado no sentido longitudinal (Figura 5.49B).

▶ **Atenção.** Uma falha comum é a tentativa de elevar o quadril antes que ele passe para trás da linha da barra, o que inviabiliza a subida ao apoio. Observe a execução e oriente os alunos para que levem primeiro o quadril para trás e depois para cima, como no exercício anterior.

▶ **Segurança.** Se necessário, um ou dois auxiliares, colocados entre a barra e o plinto, ajudam, apoiando as mãos sob as coxas e nas costas do executante.

- Como no exercício anterior, porém iniciando com apenas um dos pés apoiado no plinto e a outra perna elevada, com o pé próximo à barra. Ao estender a perna de apoio, manter a outra próxima à barra, direcionando o pé para cima e para frente, enquanto o quadril se aproxima da barra, em um movimento semelhante ao de vestir uma calça. Chegar ao apoio unindo as pernas, ainda com o quadril flexionado (Figura 5.49C).

▶ **Atenção.** Um erro comum é o executante lançar a perna elevada para baixo, no momento do impulso, em vez de mantê-la próxima à barra e direcioná-la para cima.

▶ **Segurança.** Um auxiliar colocado entre a barra e o plinto, do lado da perna elevada, tendo uma das mãos nas costas e a outra na coxa do executante, ajuda no movimento, mantendo a perna elevada e próxima à barra e apoiando o movimento do quadril.

- Partindo da suspensão alongada, com o quadril apoiado sobre o plinto, levar os pés para baixo, arqueando ligeiramente o corpo, para obter impulso, e elevar as pernas estendidas, trazendo os pés para próximo da barra para executar o *kippe*. Depois da elevação das pernas, o quadril balança para trás e se estende, enquanto a barra é trazida para o quadril sempre rente às pernas e com braços estendidos, para chegar ao apoio. O plinto deve ser colocado o mais à frente possível, de forma a permitir a passagem das pernas entre barra e plinto no final do exercício (Figura 5.49D).

▶ **Segurança.** Dois auxiliares apoiam a execução do movimento, com uma das mãos nas costas e a outra na parte posterior das pernas, mantendo-as próximo à barra.

- Partindo de uma pequena corrida em suspensão ou do balanço carpado para frente, executar o *kippe* ao apoio facial (Figura 5.49E).

▶ **Segurança.** Dois auxiliares apoiam a execução do movimento, com uma das mãos nas costas e a outra na parte posterior das pernas, mantendo-as próximo à barra.

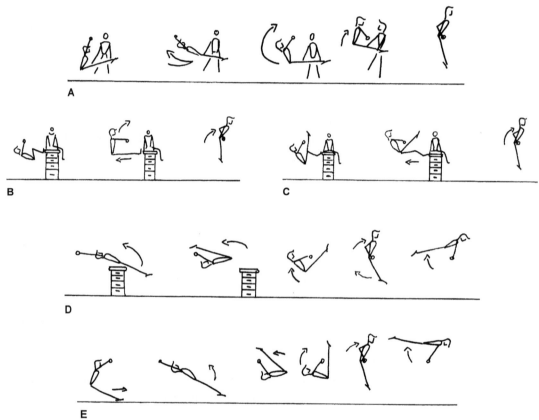

Figura 5.49 *Kippe* | Aprendizado.

Observações

- No final do balanço ou da corrida em suspensão, que antecede o *kippe*, o corpo deve estar alongado e o quadril elevado. Esse balanço deve elevar o quadril à frente, proporcionando uma boa posição de partida para o *kippe* em si.
- Ao chegar ao apoio, o quadril deve estar flexionado, ou seja, as pernas devem estar ainda para frente, para poderem ser lançadas para trás, dando continuidade à sequência de exercícios.

- A cabeça nunca deve ser levada para trás. No momento da ação do *kippe*, o olhar deve estar voltado para os pés.

Procure introduzir, o mais breve possível, combinações de elementos, evitando o treinamento de elementos isolados, terminando em posições estáticas sobre o aparelho, pois em uma série de competição não são permitidas pausas ou interrupções.

Sequência básica proposta

- *Kippe*, lançamento das pernas para trás, giro facial para trás e saída em sublançamento estendido (Figura 5.50).

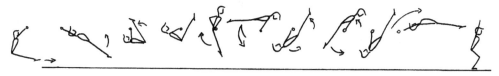

Figura 5.50 *Kippe* | Sequência básica proposta.

Barra alta

Na barra alta, comece treinando os balanços em suspensão alongada. O balanço deve ser solto, descontraído, com a participação de todo o corpo e não somente das pernas. Os braços devem permanecer totalmente estendidos. Esse balanço deve ser treinado tanto pelas meninas, como preparação para os exercícios nas paralelas assimétricas, quanto pelos meninos, para a barra fixa.

Para tomar impulso na barra fixa alta, no início de uma série masculina, existem duas possibilidades: no contraimpulso e no balanço com flexão dos braços.

Contraimpulso

- Da suspensão alongada estática, flexionar o quadril, levando as pernas para frente com velocidade, o que provocará um pequeno balanço para frente; imediatamente, ainda no balanço para frente, lançar as pernas vigorosamente para trás (contraimpulso). Imediatamente trazer as pernas para perto da barra (outro contraimpulso), para, então, lançá-las para frente e para cima, para balançar para trás e sair elevando os ombros para trás (Figura 5.51).

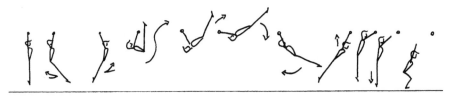

Figura 5.51 Barra alta | Contraimpulso.

Balanço e flexão dos braços

- Partindo de trás da barra, saltar à suspensão, o que provocará um balanço para frente. No balanço para trás que se segue, flexionar os braços, aproximar as pernas da barra e lançá-las para frente e para cima. Balançar, então, para trás e sair elevando os ombros para trás (Figura 5.52).

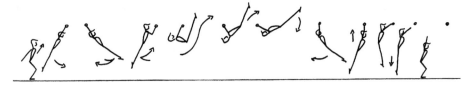

Figura 5.52 Barra alta | Balanço e flexão dos braços.

Uma vez aprendida a tomada de impulso na barra alta, a mesma série básica, proposta para a barra baixa, poderá ser executada na barra alta. Após a tomada de impulso, em vez de soltar a barra no final do balanço para trás, o executante fará um balanço alongado para frente seguido do *kippe*, giro facial para trás e sublançamento estendido.

Ginástica de Trampolins

6

Introdução

O trampolim acrobático (TR), popularmente conhecido como cama elástica, é muito utilizado como aparelho auxiliar na aprendizado de exercícios aéreos complexos, não somente na Ginástica Artística, mas também em outros esportes acrobáticos, como saltos ornamentais e esqui, entre outros. Qualquer habilidade que inclua uma fase aérea pode ser aprendida, com mais facilidade, com o auxílio do trampolim. Ajuda ainda a desenvolver a força dos músculos posturais e proporciona melhoria cardiovascular com as repetições dos saltos. O seu maior benefício, no entanto, está no desenvolvimento da coordenação motora e da consciência cinestésica, bem como da autoconfiança e da autoestima.

Mais comum e bem mais acessível que o trampolim grande é o minitrampolim. Ele também é muito útil no aprendizado dos saltos acrobáticos e é muito usado como substituto da prancha de salto, para a iniciação da prova de salto.

As atividades nos trampolins devem ser sempre supervisionadas e os cuidados com a segurança redobrados. É importante que haja colchões de proteção suficientes e que os alunos estejam conscientes da importância de se manter a atenção focalizada nos exercícios para que não ocorram acidentes. Apresentamos a seguir uma coletânea de saltos básicos no minitrampolim, que poderão colaborar na educação motora dos alunos, além de exemplos de como aproveitá-lo no aprendizado dos mortais.

Minitrampolim

Antes de iniciar os saltos no minitrampolim, no primeiro contato dos alunos com esse aparelho, é conveniente fazer um trabalho de adaptação, para que eles sintam a flexibilidade da rede e o impulso que o minitrampolim dá. Além disso, é fundamental orientar os alunos quanto à forma correta de amortecer o impacto da chegada ao solo, durante a aterrissagem. O impulso sobre o minitrampolim deverá ser feito sempre sobre os dois pés, simultaneamente. Ao trabalhar com crianças muito pequenas, que têm dificuldade de alcançar a rede, em função de sua altura, coloque um banco sueco à frente do minitrampolim para a corrida de aproximação.

Aterrissagem

Ao chegar ao colchão, na posição de pé, o executante deverá flexionar pés, joelhos e quadril, mantendo os ombros um pouco à frente do quadril e os braços elevados para frente e ligeiramente afastados. Para garantir maior estabilidade, os pés podem estar ligeiramente afastados na chegada ao solo. Flexões exageradas do tronco para frente, assim como flexões do tronco para trás, durante a aterrissagem, podem causar sérios danos à coluna.

Aterrissagens com pernas estendidas, mesmo sobre o colchão macio, traumatizam ainda tornozelos e joelhos. Mesmo que não sejam sentidos efeitos imediatos, a repetição de aterrissagens impróprias pode provocar consequências indesejáveis e às vezes irreversíveis sobre o aparelho locomotor do aluno, principalmente se esse for muito jovem. Em caso de aterrissagens desequilibradas, os alunos devem aprender a amortecer o impulso excessivo, fazendo um rolamento. Tentar frear uma rotação descontrolada simplesmente com o apoio das mãos no solo poderá provocar traumatismos nos membros superiores.

Adaptação ao aparelho

Os exercícios apresentados a seguir deverão ser repetidos até que o executante seja capaz de coordenar seu impulso com a ação do aparelho e se sinta confiante para saltar sozinho.

- O executante se coloca sobre o minitrampolim e dá as mãos a dois colegas que se encontram sobre o colchão de aterrissagem, um de cada lado, para apoiá-lo. Executa três pequenos saltos sobre o minitrampolim e a seguir um salto para o colchão. Os colegas acompanham o movimento, procurando compensar um eventual desequilíbrio.
- Em trios, de mãos dadas, pequena corrida de aproximação, o executante (no centro do trio) salta para o minitrampolim e, a seguir, para o colchão, com apoio dos colegas, que acompanham o movimento.

Salto estendido

Após a corrida de aproximação, no momento do contato dos pés unidos com a rede, os braços estarão para baixo e para trás, para então serem lançados pela frente, para cima, durante a impulsão. Na fase aérea, o corpo permanece absolutamente estendido, sem carpar ou arquear, pernas e pés unidos e estendidos. O salto deve procurar o máximo em altura, evitando um deslocamento demasiado para frente. Esse impulso será utilizado em todos os saltos básicos em pé (Figura 6.1).

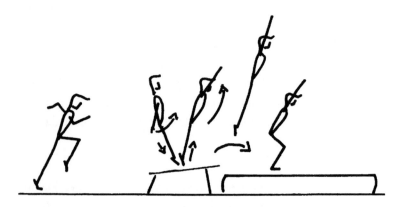

Figura 6.1 Salto estendido.

Salto grupado

Após o lançamento dos braços para cima, os joelhos devem ser trazidos para junto ao peito, o tronco se flexiona um pouco à frente, as mãos seguram firmemente os joelhos, as pernas permanecem unidas, os pés estendidos e os braços ficam colados ao tronco e às pernas. A flexão do tronco à frente é necessária para compensar a rotação para trás provocada pela elevação das pernas flexionadas, que poderia causar desequilíbrios. O ato de grupar deve ser rápido e dinâmico, no final da fase ascendente, e será seguido da abertura, igualmente dinâmica. Os braços se elevam para a aterrissagem (Figura 6.2).

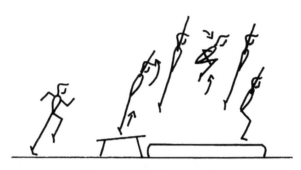

Figura 6.2 Salto grupado.

Salto afastado

Após o lançamento dos braços para cima, as pernas deverão ser elevadas e afastadas, para assumir a posição afastada-carpada, permanecendo estendidas durante toda a trajetória do salto. Os braços, após a elevação, serão abaixados para que as mãos toquem os pés. O tronco deve ser flexionado para frente. Uma boa amplitude de afastamento das pernas e de flexão do quadril contribui para uma melhor execução do salto afastado-carpado. Na fase de abertura, as pernas voltam a se unir e os braços se elevam (Figura 6.3).

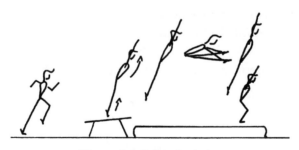

Figura 6.3 Salto afastado.

Salto carpado

O salto carpado mantém a mesma técnica de execução dos saltos descritos anteriormente, mudando apenas a posição das pernas, que serão elevadas unidas e estendidas. Aqui, também, as mãos tocam os pés, na posição carpada, após a elevação dos braços. A inclinação do tronco à frente, no momento da carpa, é maior do que no salto afastado ou grupado. As pernas deverão atingir a posição horizontal, no final do movimento. Quanto maior a flexão do tronco sobre as pernas, mais bonito será o salto (Figura 6.4).

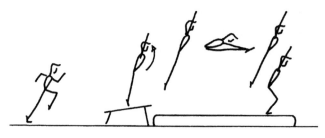

Figura 6.4 Salto carpado.

Saltos em pé com giros sobre o eixo longitudinal

Os saltos com giro sobre o eixo longitudinal, na posição em pé, devem obedecer aos seguintes requisitos técnicos:

- No momento do impulso, levar o ombro do lado do giro a ser executado para trás, para iniciar a rotação.
- A rotação deverá ser acelerada aproximando os braços elevados do eixo longitudinal do corpo
- Para frear o giro, os braços se afastam.
- A cabeça permanece no prolongamento do corpo, em posição anatômica, nunca flexionada para frente, trás ou lado.
- Durante o giro, o corpo permanece todo contraído e estendido, inclusive o quadril, sem torções
- As pernas, unidas e estendidas.
- A linha dos ombros deve permanecer na horizontal.

Os saltos com giros devem ser iniciados com apenas 180° de rotação (meio giro). Os praticantes devem aprender a imprimir a rotação necessária e suficiente para executar exatamente o giro desejado. No caso do meio giro, a aterrissagem será feita de frente para o minitrampolim. Assim que este estiver dominado, pode-se executar o giro de 360° Giros com aterrissagens laterais, de 270° (¾ de giro) ou 540° (1 e ¼), por exemplo, não devem ser feitos, uma vez que este tipo de aterrissagem é instável e sujeita os joelhos a entorses (Figura 6.5).

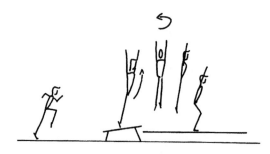

Figura 6.5 Saltos em pé com giros sobre o eixo longitudinal.

Mergulho (peixe)

O mergulho é um rolamento para frente, precedido de uma fase de voo. O minitrampolim permite maior amplitude na execução. No momento do impulso, as pernas são levadas para trás e para cima, para provocar a rotação desejada. O olhar é dirigido para frente e não para o colchão. O corpo permanece estendido durante todo o voo. Os braços se elevam até o prolongamento do corpo, podendo afastar-se ligeiramente. Para a aterrissagem, a cabeça se flexiona e o corpo assume a posição arredondada para o rolamento.

Aprendizado

- Para aprender a posição na fase de voo, trabalhamos em trios. Dois colegas, frente a frente, se seguram pelas mãos ou punhos, mantendo os braços afastados. O terceiro se deita sobre os braços dos colegas, que o sustentam pelo tórax e coxas, assumindo a posição de voo por alguns segundos. O corpo deve permanecer tenso. A seguir os protetores inclinam o colega para frente, para que ele apoie as mãos no solo, em posição invertida, e realize um rolamento para frente (Figura 6.6A).
- Para aprender a ação das pernas no impulso. De pé, de frente para uma parede, saltar lançando os braços para frente e para cima e levando as pernas unidas e estendidas para trás. Apoiar as mãos na parede, ao alto, para voltar à posição de pé (Figura 6.6B).
- Executar o mergulho com auxílio de duas pessoas que acompanham todo o movimento. O mergulho deve ser iniciado com impulso em uma prancha de salto, que proporciona um voo menor. Estando o exercício automatizado, principalmente no que se refere à entrada controlada no rolamento, ele passa a ser executado no minitrampolim, sempre com auxílio (Figura 6.7).

▶ **Proteção.** Apoiando no tórax e coxas, os auxiliares deverão dirigir o mergulho de forma a permitir a finalização em rolamento, com segurança.

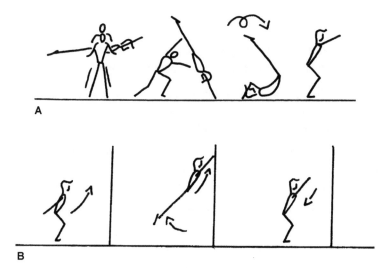

Figura 6.6 Mergulho | Aprendizado.

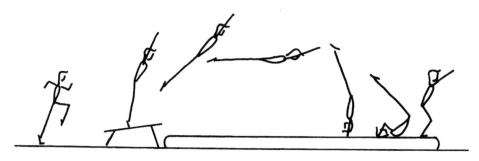

Figura 6.7 Mergulho.

Mortal para frente

O aprendizado do mortal para frente no minitrampolim é idêntico ao apresentado no solo. Basta substituir a prancha de salto pelo minitrampolim e aumentar a altura do plano de aterrissagem, já que o minitrampolim possibilita saltos mais altos.

No minitrampolim, a técnica adequada é a de número 1, em que os braços já se encontram elevados no momento do impulso. As técnicas 2 e 3 (japonesa) não devem ser utilizadas (ver Capítulo 5, página 60).

Mortal para trás

Para executar o mortal para trás do minitrampolim, não se utiliza corrida, já que o impulso deve ser de costas para o colchão. O minitrampolim deve ser invertido, isto é, colocado com a parte mais baixa voltada para o colchão. Para possibilitar o impulso, coloca-se um plinto à frente do minitrampolim. O plinto deve estar aproximadamente na altura da cintura do executante, quando ele estiver sobre o minitrampolim. A técnica de execução do mortal é basicamente a mesma do solo, com a diferença de que o impulso deverá ser feito ligeiramente para trás, para possibilitar a aterrissagem no colchão e não no próprio aparelho.

Aprendizado

O processo de aprendizado do mortal para trás no minitrampolim deve ser iniciado com os mesmos exercícios apresentados no solo (ver Capítulo 5, páginas 64 a 66).

- O impulso para o mortal para trás é feito a partir da parada de mãos na extremidade do plinto. Para atingir a posição de partida para o impulso, o executante deverá apoiar as mãos na extremidade do plinto e saltar sobre o minitrampolim, elevando quadril e pernas até alcançar a parada de mãos. Então as pernas descem e os braços empurram o plinto, para que a chegada na rede se dê em posição ereta, com braços elevados. Aproveitando o impulso da rede, o executante salta ligeiramente para trás, para aterrissar no colchão. O salto deverá ser dirigido para o alto, evitando um deslocamento exagerado para trás (Figura 6.8).

▶ **Proteção.** Uma pessoa se coloca sobre o plinto para auxiliar o executante a alcançar a posição invertida e controlar para que não passe da parada de mãos. Dois outros se colocam ao lado, sobre o colchão de aterrissagem, e acompanham a fase de voo e aterrissagem.

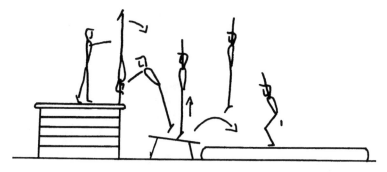

Figura 6.8 Mortal para trás | Aprendizado, impulso.

- Da posição invertida sobre o plinto, impulso no minitrampolim, saltar para cima e ligeiramente para trás, com os braços elevados, e grupar, levando os joelhos na direção das mãos, que seguram os joelhos próximos ao peito. Aterrissar de costas sobre o colchão elevado (Figura 6.9).
▶ **Proteção.** Uma pessoa de cada lado para apoiar em caso de desequilíbrio.

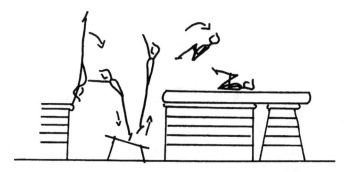

Figura 6.9 Mortal para trás | Aprendizado, início de rotação.

- Abaixar o colchão de aterrissagem e executar o mortal com auxílio de duas pessoas.

Da posição invertida sobre o plinto, impulso no minitrampolim, saltar para cima e ligeiramente para trás, com os braços elevados, projetando ligeiramente o quadril para frente para iniciar a rotação para trás. Trazer os joelhos para as mãos, para segurá-los na posição grupada, e completar a rotação do mortal. A cabeça permanece em posição natural, jamais olhando para trás. Estender quadril e pernas para frear a rotação e aterrissar em posição de pé no colchão.

▶ **Proteção.** Os auxiliares protegem com uma mão no quadril e a outra na região escapular, dirigindo o movimento e apoiando a rotação, se necessário.

Com o desenvolvimento da habilidade do aluno, o mortal poderá ser executado na posição carpada e, posteriormente, estendida. Para o mortal carpado, o executante deverá imprimir um pouco mais de rotação no momento do impulso e trazer as pernas estendidas, em vez de flexionadas, na direção das mãos (Figura 6.10).

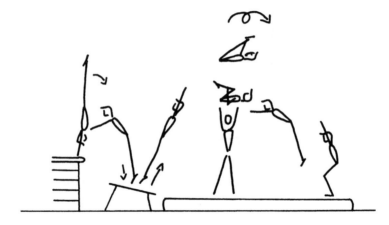

Figura 6.10 Mortal para trás grupado ou carpado.

- Para o mortal estendido, no momento do impulso, o quadril deverá ser projetado acentuadamente para frente e para o alto, aumentando a rotação na saída do aparelho. Durante o voo o corpo deve permanecer estendido e tenso (Figura 6.11).
- **Proteção.** A mesma.

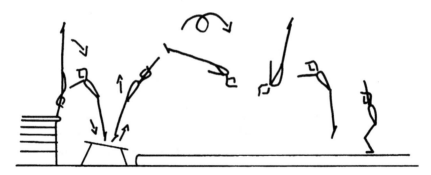

Figura 6.11 Mortal para trás estendido.

Barani

Barani é o nome dado, no trampolinismo, ao mortal para frente com meia volta (180° de giro sobre o eixo longitudinal). Ele pode ser executado nas três posições – grupado, carpado e estendido. A posição carpada, mais utilizada, também costuma ser mais facilmente aprendida, em função da ação das pernas estendidas, que facilita o giro sobre o eixo longitudinal. Para iniciar o aprendizado do Barani, é necessário que o aluno domine perfeitamente o mortal para frente nas posições grupada e carpada.

A impulsão e a rotação são idênticas aos mortais simples para frente e, no momento da abertura, faz-se o meio giro. A abertura deve ser bem-definida e dinâmica, imprimindo o movimento de rotação do quadril, enquanto o corpo se estende. Durante o giro, os braços estendidos devem estar próximos ao tronco. Para uma aterrissagem equilibrada, os braços se afastam do corpo, freando a rotação sobre o eixo longitudinal.

Aprendizado

- Domínio absoluto dos mortais para frente grupado e carpado.
- Em decúbito dorsal carpado, sobre um colchão macio, com braços elevados, estender e girar dinamicamente o quadril, chegando ao decúbito ventral (Figura 6.12A).
- Como o exercício anterior, mas partindo de um rolamento para frente (Figura 6.12B).
- Executar o Barani no minitrampolim, depois de corrida, com auxílio do professor (Figura 6.12C).

▶ **Proteção.** O auxiliar se coloca do lado contrário ao lado para o qual o executante gira, de forma que este lhe volte as costas, durante o exercício. Segura na cintura para ajudar no giro e na aterrissagem.

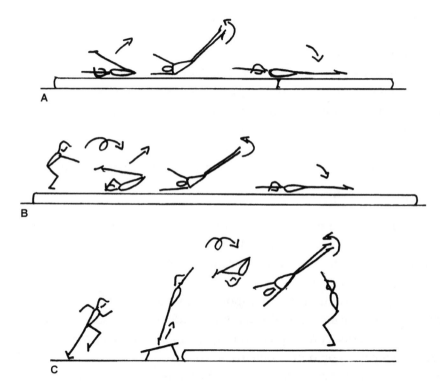

Figura 6.12 Barani | Aprendizado.

Trampolim acrobático (cama elástica)

Regras de segurança para a ginástica de trampolim

A segurança é um dos principais problemas ao se trabalhar com o TR. A popularidade que ele vem adquirindo, através de sua crescente presença em locais de recreação, e em ginásios de ginástica, onde é utilizado como aparelho auxiliar ou praticado como esporte de competição, exige um cuidado maior com a segurança.

A segurança, no TR, abrange a montagem do aparelho e a forma como ele é utilizado, tanto no que se refere à preparação e acompanhamento da atividade, quanto ao saltar, propriamente dito.

Montagem do aparelho

- Quando se tratar de trampolim oficial desmontável, ele deve ser montado e desmontado por adultos ou jovens, que tenham força suficiente para agir contra a resistência das molas, quando estas se encontram sob tensão. Crianças não devem participar da montagem do aparelho, pois as peças são pesadas e podem causar acidentes.
- Os carrinhos de transporte do trampolim não devem permanecer embaixo do aparelho, quando este estiver em uso, já que a rede, em alguns casos, pode chegar quase até o chão.
- Verificar se não há correntes torcidas ou presas de forma incorreta.
- As molas devem ser colocadas com as pontas voltadas para baixo e estar cobertas por colchonetes de proteção.
- Colocar colchões de proteção nas extremidades do trampolim, sobre suportes da altura do mesmo, que podem ser plintos, por exemplo, cobrindo também as molas. No chão, ao redor de todo o aparelho, colocar colchões comuns, para amortecer as descidas do aparelho e para proteção em caso de desequilíbrio e queda para fora do aparelho.
- Manter uma área de cerca de 3 m, ao redor do trampolim, livre de qualquer objeto, como mesas, cadeiras ou mesmo outros aparelhos, sempre que possível.

Utilização do trampolim

- Verificar se o aparelho está em boas condições de uso e se foi montado corretamente. Redes muito gastas podem causar acidentes muito sérios. Quando as tiras se rompem, repentinamente, durante um salto, o praticante tem grandes chances de atravessar a rede com os pés e atingir o solo.
- Não deve ser permitido utilizar o trampolim sem a presença do professor.
- Relógios, brincos, pulseiras e quaisquer outros enfeites não podem ser usados. Os cabelos devem estar presos, com implementos que não machuquem o praticante.
- Não saltar com chaves ou outros objetos nos bolsos.
- Usar sempre meias grossas e/ou sapatilhas. Evitar as meias finas, que podem escorregar na rede.
- Em cada trampolim, devem estar, no mínimo, 5 pessoas. Uma saltando e as outras quatro, uma em cada canto, fazendo a proteção.
- Nunca ficar de costas para o trampolim e manter a atenção em quem está saltando.
- Não sentar ou permanecer de pé sobre a borda do trampolim, enquanto houver alguém saltando.
- Nunca transitar por baixo do trampolim.
- Apenas uma pessoa, de cada vez, deve saltar, uma vez que um impulso descoordenado, fora do ritmo adequado, pode ampliar o impulso que a rede imprime ao saltador, jogando o companheiro para fora do trampolim.

- Amortecer o impulso, no final da sequência de saltos, e parar totalmente de saltar, antes de sair do trampolim. Nunca sair saltando do aparelho, mas sim descer cuidadosamente.
- A cada subida no trampolim, não saltar mais do que 20 a 30 segundos. Executar apenas uma série completa ou 3 a 4 repetições de exercícios isolados. A fadiga prejudica a coordenação e acaba causando falhas e eventualmente acidentes.
- Não executar saltos que não tenham sido determinados pelo professor e para os quais o aluno não esteja preparado.
- Não conversar com os outros, quando estiver saltando.
- Em caso de desequilíbrio, evitar o apoio das mãos na rede para amortecer a queda. Trazer os braços para junto do tronco e procurar chegar sempre de costas, ou com os ombros, em posição flexionada na rede. Essa é a única forma segura de amortecer uma aterrissagem descontrolada.
- Crianças muito pequenas não deveriam saltar sozinhas, mas experimentar seus primeiros saltos de mãos dadas a um professor experiente.
- Crianças e adultos com pouca força muscular ou má coordenação motora devem executar apenas saltos muito simples.

Utilização do colchão de segurança

Para garantir uma aterrissagem mais segura, durante a fase de aprendizado, deve ser utilizado o colchão de proteção, que é empurrado pelo professor ou auxiliar sobre a rede do trampolim, após o impulso para o salto, de forma que o executante aterrisse sobre o colchão e não na rede. Esse colchão deve ser de espuma de densidade média, coberta com material que deslize com facilidade, com duas alças em uma das laterais. As dimensões devem ser as seguintes:

- Comprimento: 150 a 200 cm.
- Largura: 100 a 150 cm.
- Espessura: 10 a 15 cm.

Conceitos técnicos

Fases dos saltos no trampolim

Todos os saltos no trampolim permitem a distinção de três fases, a saber:
- Fase de impulsão: inicia-se no momento de distensão máxima da rede e se estende até que o saltador se desprenda da rede.
- Fase de acrobacia: inicia-se na fase ascendente, após o descolamento da rede, e termina com a abertura do salto.
- Fase de aterrissagem: inicia-se imediatamente após a abertura e se encerra no momento de distensão máxima da rede.

A *fase de impulsão* determina a trajetória do salto, que não poderá ser modificada, uma vez estando o saltador no ar. Para obter uma boa impulsão, com elevação alinhada verticalmente, o executante deverá manter-se em posição ereta, durante toda a impulsão.

No final dessa fase, também são iniciadas as rotações a serem executadas na fase aérea do salto. O momento de rotação conseguido na fase de impulsão, através da correta colocação dos segmentos corporais em relação ao ponto de apoio na rede e ao centro de massa do saltador, definirá quantos giros poderão ser executados.

Uma pequena rotação na saída da rede poderá ser acelerada através do grupamento do corpo, no caso dos mortais, ou da aproximação dos braços ao tronco, no caso dos giros sobre o eixo longitudinal (parafusos). Se o saltador sair da rede absolutamente sem rotação, ele não será capaz de executar um salto mortal. Já no caso das rotações sobre o eixo longitudinal, é possível iniciar a rotação na fase aérea, desde que se modifique a posição do corpo, como, por exemplo, passando da posição carpada para a estendida.

As *acrobacias* deverão ser executadas na fase ascendente do salto, terminando preferencialmente no ponto mais alto do voo. Todo salto ou acrobacia deverá ter uma abertura do corpo, para frear rotações e preparar uma aterrissagem equilibrada e segura. As rotações de mortais são controladas através da extensão do corpo e as dos parafusos, através do afastamento dos braços. No momento da abertura, o saltador também deverá obter contato visual com um ponto de referência, normalmente o centro da rede. A abertura no momento correto garantirá uma boa aterrissagem.

Formas de aterrissagem no trampolim

As aterrissagens permitidas no TR são as seguintes:
- Em pé.
- Em posição sentada.
- Em decúbito dorsal (de costas).
- Em decúbito ventral (frontal ou facial).

Aterrissagens sobre os joelhos não são permitidas em séries de competição e não devem ser utilizadas nem em treinamento, pois têm grande risco de causar lesões na coluna lombar (Figura 6.13).

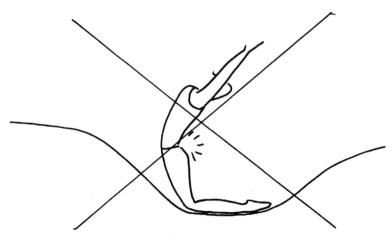

Figura 6.13 Aterrissagem incorreta (sobre os joelhos).

Para fins educativos, podemos usar aterrissagens sobre joelhos e mãos, em posição de "banquinho" (Figura 6.14).

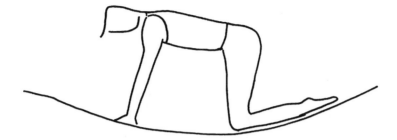

Figura 6.14 Aterrissagem correta (posição de "banquinho").

Posições no trampolim

As posições utilizadas e permitidas nos trampolins são as seguintes:

- Grupada (*tuck*): com quadril e joelhos flexionados, as mãos seguram os joelhos, pernas unidas, braços próximos ao corpo, pés estendidos (Figura 6.15).

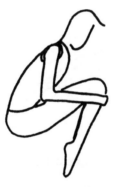

Figura 6.15 Posição grupada (*tuck*).

- Carpada (*pike*): com flexão no quadril apenas, pernas e pés unidos e estendidos, as mãos tocam as pontas dos pés, nos saltos em pé ou mortais simples, ou seguram as pernas (na região dos gêmeos), nos mortais múltiplos (Figura 6.16).

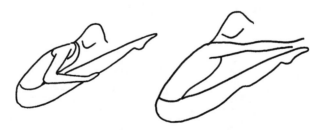

Figura 6.16 Posição carpada (*pike*).

▶ **Observação.** Para saltos em pé, existe ainda a posição carpada-afastada (*straddle*).

- Semigrupada (*puck*): pernas unidas e flexionadas, quadril flexionado a aproximadamente 90°, e braços flexionados, próximos ao peito. Esta posição é utilizada para os mortais grupados com parafusos (Figura 6.17).

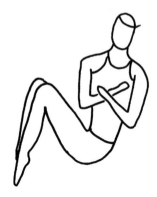

Figura 6.17 Posição semigrupada (*puck*).

- Estendida (*stretched*): quadril estendido, pernas unidas e estendidas, braços estendidos, próximos do corpo (Figura 6.18).

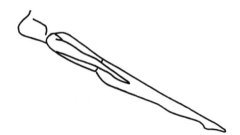

Figura 6.18 Posição estendida (*stretched*).

Exercícios de adaptação ao aparelho

Antes de iniciar o treinamento técnico no trampolim, nos primeiros contatos dos alunos com esse aparelho, é indispensável fazer um trabalho de adaptação, para que eles sintam a flexibilidade da rede e o impulso que o trampolim oferece.

Para facilitar a dinâmica nos exercícios de adaptação, eles poderão ser realizados em torrente, no sentido longitudinal do aparelho (Figura 6.19).

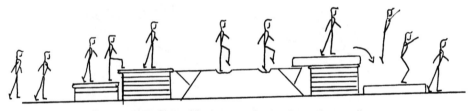

Figura 6.19 Exercícios para adaptação ao trampolim.

Se o número de alunos for grande, pode-se usar o mesmo sistema no sentido transversal do trampolim, com duas ou três colunas de alunos.

A seguir alguns exercícios de adaptação à superfície elástica do trampolim:
- Caminhar normalmente sobre a rede.
- Caminhar de lado e para trás.
- Executar um rolamento para frente.
- Passar correndo controladamente sobre a rede.
- Passar saltando de um pé para o outro (corrida saltada). Esse exercício também é chamado de "andando na lua".
- Passar saltitando com impulso simultâneo nos dois pés.
- Passar saltitando em "ziguezague".

Outras variações de deslocamentos e saltitos poderão ser idealizadas, levando sempre em consideração a segurança dos alunos.

Como frear (interromper) o impulso no trampolim

Assim que se iniciam as atividades no trampolim, é necessário ensinar aos alunos como frear o impulso da rede para encerrar uma sequência de saltos, antes de sair do aparelho. Em vez de manter as pernas quase estendidas quando em contato com a rede, os joelhos devem ser flexionados, enquanto a rede está se elevando no que seria o início da fase de impulsão. Ou seja, somente os joelhos se elevam, as pernas se flexionam e os pés praticamente mantêm o contato com a rede, enquanto ela se eleva. Dessa forma, o impulso não se transfere para o resto do corpo, evitando um novo salto. Essa ação deve ser treinada e dominada antes que se permita aos alunos saltar mais alto ou executar as variações dos saltos em pé. Para educá-la, utilize o seguinte exercício:
- Progredir, empurrando a rede e flexionando as pernas, de forma que o tronco mantenha sempre a mesma altura, durante o trajeto.

Saltos em pé

No salto básico em pé, braços e pernas darão impulso simultaneamente, da seguinte forma (Figura 6.20):
- Os braços são lançados de baixo/trás para frente e para cima, brecando ligeiramente antes de atingir a vertical, e se fixam por uma fração de segundo, na posição oblíqua superior, no ponto mais alto do salto. Neste ponto, os braços deverão estar estendidos e ligeiramente afastados. Durante a fase descendente, os braços são abaixados pela lateral, para, no momento da aterrissagem, estarem ligeiramente atrás do quadril, embaixo, para nova impulsão.
- As pernas, quando em contato com a rede, deverão estar ligeiramente afastadas, sendo a distância entre os pés, na rede, aproximadamente correspondente à largura do quadril. Isto significa que as pernas estarão paralelas entre si. Esta posição proporciona maior estabilidade aos saltos. Para auxiliar na impulsão, as pernas se flexionam apenas ligeiramente. Na fase aérea, as pernas se unem e se estendem, assim como os pés.

- Os pés trabalham palmilhando a rede, ou seja, primeiro sai o calcanhar, depois a planta anterior do pé, empurrando a rede até a extensão total. Na aterrissagem, os pés permanecem estendidos e unidos até o último instante, antes da chegada à rede, quando serão afastados e flexionados para assentar primeiramente a parte anterior e depois o calcanhar.
- O olhar deve estar voltado aproximadamente para a moldura da rede à frente.
- O quadril permanece absolutamente estendido. O corpo NUNCA deve estar arqueado ou flexionado.

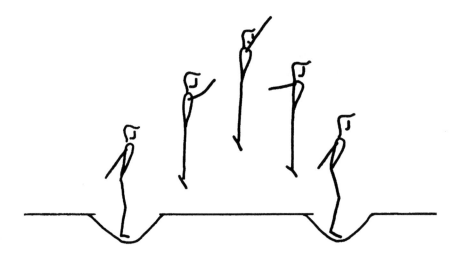

Figura 6.20 Salto em pé.

Para facilitar o aprendizado do salto básico em pé, podemos iniciar treinando apenas a movimentação das pernas, ou seja, pés afastados enquanto em contato com a rede, pés e pernas unidos quando em fase aérea. A seguir aprender a movimentação dos braços, de trás e de baixo, para frente e para o alto, descendo pelo lado, primeiramente no solo, sem saltar, depois saltando no trampolim. Esses educativos também podem ser executados em progressão, da mesma forma que os exercícios de adaptação.

Variações de saltos em pé

Estando o salto básico dominado, podemos dar início às variações de saltos em pé: grupado, afastado, carpado e com giro sobre o eixo longitudinal. Todos eles devem ser iniciados da posição estática, utilizando um único impulso sobre a rede. Depois acrescentar alguns pequenos saltos estendidos antes da variação pretendida e gradativamente ir aumentando o impulso.

Nos saltos grupado, afastado e carpado, 4 tempos distintos deverão ser marcados:

- A impulsão, lançando os braços de forma evidente e dinâmica para cima.
- A posição característica desejada (grupar, afastar ou carpar).
- A abertura, que deverá ocorrer ainda no ponto culminante do salto, com a extensão do corpo e elevação dos braços.
- A aterrissagem, durante a qual os braços descem, pelos lados, para estar atrás e embaixo, no momento da chegada à rede, preparando para novo impulso.

Alguns treinadores dão preferência à abertura do salto com os braços para baixo, junto ao corpo, como forma de preparação para as aberturas dos mortais. As duas formas são corretas, desde que, no momento da chegada à rede, os braços estejam embaixo para permitir a impulsão para o salto seguinte.

▶ **Atenção.** Essa recuperação dos braços, para que estejam embaixo para novo impulso, é conveniente nos saltos mais simples. Para os mortais para frente e, dependendo da combinação, também para os mortais para trás, os braços já deverão estar elevados no momento da impulsão. Em séries de alto nível, os braços se encontram sempre elevados no momento da aterrissagem.

Salto grupado

Após o lançamento dos braços para cima, quando da impulsão, os joelhos devem ser trazidos para junto ao peito, o tronco se flexiona um pouco à frente, as mãos seguram firmemente os joelhos, as pernas permanecem unidas, os pés estendidos e os braços ficam colados ao tronco e às pernas. A flexão do tronco à frente é necessária para compensar a rotação para trás provocada pela elevação das pernas flexionadas, que poderia causar desequilíbrios. O ato de grupar deve ser rápido e dinâmico, no final da fase ascendente, e será seguido da abertura, igualmente dinâmica (Figura 6.21).

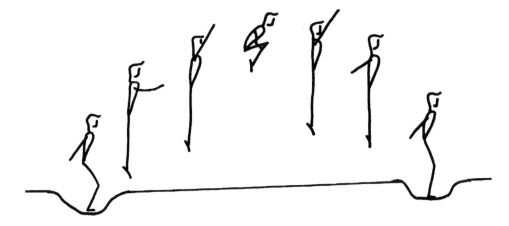

Figura 6.21 Salto grupado.

Salto afastado

Após o lançamento dos braços para cima, quando da impulsão, as pernas deverão ser elevadas e afastadas, para assumir a posição afastada-carpada, permanecendo estendidas durante toda a trajetória do salto. Os braços, após a elevação, serão abaixados para que as mãos toquem os pés. O tronco deve ser flexionado para frente, assim como no salto grupado. Uma boa amplitude de afastamento das pernas e de flexão do quadril contribui para uma melhor execução do salto afastado-carpado. Na fase de abertura, as pernas voltam a se unir e os braços se elevam, continuando a fase descendente como no salto grupado (Figura 6.22).

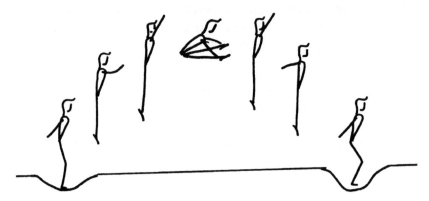

Figura 6.22 Salto afastado.

Salto carpado

O salto carpado mantém a mesma técnica de execução dos saltos descritos anteriormente, mudando apenas a posição das pernas, que serão elevadas unidas e estendidas. Aqui, também, as mãos tocam os pés, na posição carpada, após a elevação dos braços. A inclinação do tronco à frente, no momento da carpa, é maior do que no salto afastado ou grupado. As pernas deverão atingir a posição horizontal, no final do movimento. Quanto maior a flexão do quadril, mais bonito será o salto (Figura 6.23).

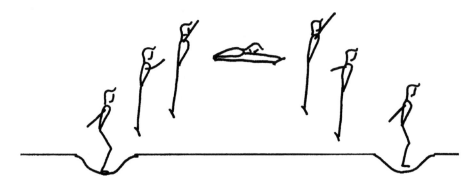

Figura 6.23 Salto carpado.

Salto com giro sobre o eixo longitudinal

A grande maioria das pessoas tem maior facilidade de girar para um lado do que para o outro. Para um bom desenvolvimento técnico no trampolim, é necessário definir o mais cedo possível o lado dominante e executar todas as variações de saltos com giro sobre o eixo longitudinal para o mesmo lado. Uma maneira de identificar o lado predileto de giro é a descrita a seguir. Os alunos deverão executar diversos saltos com meio giro no solo, para os dois lados, à vontade. Depois, ao sinal do professor (uma palma, por exemplo), devem reagir rapidamente e fazer um salto com meio giro, de forma espontânea. O lado escolhido deve ser aquele que é mais fácil.

Uma vez definido o lado de giro, passamos para o trampolim, executando primeiramente o salto com meio giro, partindo da posição estática, para depois acrescentar pequenos saltos e ir aumentando a altura dos saltos preparatórios. Uma vez dominado o meio giro, passamos para os saltos com giro inteiro (360°) e depois um giro e meio (540°) e duplo giro.

Os saltos com giro sobre o eixo longitudinal, na posição em pé, devem obedecer aos seguintes requisitos técnicos (Figura 6.24):

- A cabeça permanece no prolongamento do corpo, em posição anatômica, nunca flexionada para frente, para trás ou para o lado.
- Durante o giro, o corpo permanece todo contraído e estendido, inclusive o quadril, sem torções.
- As pernas, unidas e estendidas.
- No momento do impulso, levar o ombro do lado do giro a ser executado para trás, para iniciar a rotação.
- A rotação deverá ser acelerada aproximando os braços elevados do eixo longitudinal
- Para frear o giro, os braços se afastam.
- A linha dos ombros deve permanecer na horizontal.

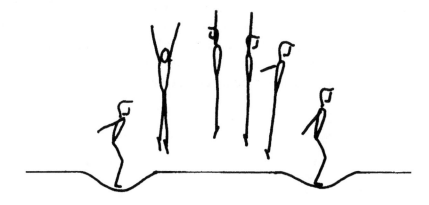

Figura 6.24 Salto com giro sobre o eixo longitudinal.

Salto sentado

Posição sentada no momento da aterrissagem

Na aterrissagem sentada, o quadril e as pernas, unidas e estendidas, se assentam ao mesmo tempo na rede. As mãos são apoiadas na rede pouco atrás do quadril com os dedos voltados para frente. Os braços permanecem um pouco flexionados e o tronco ligeiramente inclinado para trás. A cabeça mantém a posição natural, olhando para frente. Os braços flexionados e os dedos voltados para frente permitem um amortecimento da aterrissagem e auxiliam na fase de elevação à posição de pé, empurrando a rede (Figura 6.25).

▶ **Atenção.** Os dedos voltados para trás dificultam a flexão dos cotovelos, podendo causar lesões.

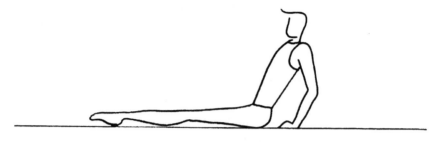

Figura 6.25 Salto sentado | Posição de aterrissagem.

Aprendizado

- Estando sentado no solo, aprender a correta posição da aterrissagem.
- No trampolim, partindo da posição sentada, molejar, estendendo o quadril e pressionando as mãos contra a rede, até se descolar da mesma, várias vezes.
- Da posição de pé estática sobre o trampolim, sem impulso de braços, levar as pernas para frente, aterrissar sentado e levantar. Não esquecer do apoio das mãos.
- Da posição de pé estática sobre o trampolim, lançar os braços pela frente para cima, alongar o corpo, projetando o quadril ligeiramente para frente, sentar, trazendo os braços pela lateral até apoiar as mãos na rede, ligeiramente atrás do quadril. Empurrar a rede com as mãos e levantar, estendendo o quadril e lançando os braços pela frente para cima.
- A partir daí, o salto deverá ser executado depois de pequenos saltos preparatórios (salto básico em pé), cuja altura poderá ser aumentada gradativamente (Figura 6.26).

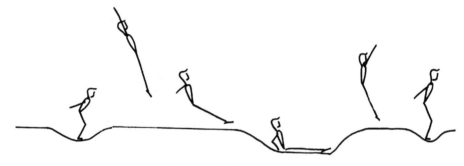

Figura 6.26 Salto sentado.

Observações

- Durante a fase aérea, preparatória para a aterrissagem sentada, o executante deverá manter o corpo estendido e ligeiramente inclinado para trás, em função da projeção do quadril para frente, o maior tempo possível. A flexão do quadril será feita, o mais tarde possível, no final da fase descendente do voo.
- Deve-se evitar uma elevação exagerada e prematura das pernas, que pode ocasionar uma aterrissagem somente sobre o quadril, o que provocará um golpe descontrolado das pernas contra a rede, prejudicando o equilíbrio e a fluência do salto.

- Uma elevação insuficiente das pernas fará com que os pés cheguem primeiro na rede, o que provocará um rolamento para trás, impossibilitando o levantar posterior.
- O quadril deve assentar-se no local de onde saíram os pés no momento do impulso. Isto se consegue com a pequena projeção do quadril para frente.

Salto de costas (dorsal)

O salto de costas é o primeiro salto com rotação sobre o eixo transversal (¼ de rotação para trás) a ser ensinado. A aterrissagem deve ser feita sobre toda a região posterior do tronco, ao mesmo tempo, do quadril até a região escapular. Os músculos do pescoço permanecem contraídos para evitar que a cabeça, que não deve tocar a rede, caia para trás no momento do impacto. As pernas se mantêm unidas, estendidas e elevadas, formando um ângulo ligeiramente superior a 90° em relação ao tronco, quando se pretende retornar à posição de pé. Caso se deseje executar uma rotação de mortal para frente, após a queda de costas, este ângulo deverá ser mais aberto, ou seja, as pernas deverão estar mais baixas. Para executar uma rotação para trás, o ângulo deverá ser menor que 90°. Os braços se posicionam à frente do corpo, ligeiramente afastados (Figura 6.27).

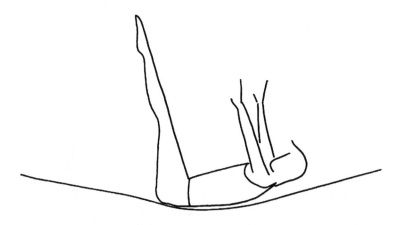

Figura 6.27 Salto de costas | Posição de aterrissagem.

Aprendizado

- Deitado de costas no solo, aprender a posição correta de aterrissagem.
- Estando deitado de costas na rede, com pernas e braços flexionados, à frente do tronco, molejar e tentar descolar as costas da rede, aproveitando o impulso de braços e pernas que se estendem simultaneamente. Aumentar o impulso até "saltar" com as costas.
- De costas sobre a rede, em posição grupada, segurando firme os joelhos, cabeça elevada da rede, olhando para cima. O professor, ao lado do executante, balança a rede, impulsiona e controla com as mãos o aluno, como se estivesse batendo uma bola de basquete no chão.
- Na posição característica de aterrissagem, de costas na rede, o professor se coloca à frente e segura os pés do executante. Balança a rede e faz com que o aluno se descole da rede

(salto com as costas), pressionando-o contra a rede, puxando e controlando-o pelos pés. A cabeça não deve tocar a rede. O executante deve manter a posição durante todo o tempo, como se fosse uma peça rígida.

- Da posição de pé sobre a rede (estática), braços elevados à frente, ligeiramente afastados, elevar uma perna à frente e cair para trás. Manter o quadril o maior tempo possível colocado exatamente acima do pé de apoio, enquanto o tronco desequilibra para trás. No final da queda, a perna de apoio se une à que estava elevada, para assumir a posição correta de aterrissagem de costas. Aproveitando o impulso da rede, dirigir pernas e braços para frente e para o alto para voltar à posição de pé. Não deixar a cabeça cair para trás, no momento da aterrissagem (Figura 628A).
- Da posição de pé sobre a rede (estática), braços para baixo e atrás, lançá-los pela frente para cima, junto com pequeno impulso das pernas. Na fase ascendente do impulso, o quadril é projetado acentuadamente para frente, para possibilitar a rotação do corpo para trás e a aterrissagem no local onde se encontravam os pés. Na fase descendente, o quadril se flexiona para assumir a posição característica da aterrissagem, com pernas e braços elevados. A cabeça não deve tocar a rede. Aproveitando o impulso da rede, voltar à posição de pé.
- Executar o salto observando as instruções do exercício anterior, partindo de um molejamento da rede, depois, de pequenos saltos preparatórios e, então, aumentar gradativamente a altura. Para oferecer mais segurança aos executantes, é possível utilizar o colchão de proteção, que será empurrado para a rede no momento da aterrissagem de costas (Figura 6.28B).

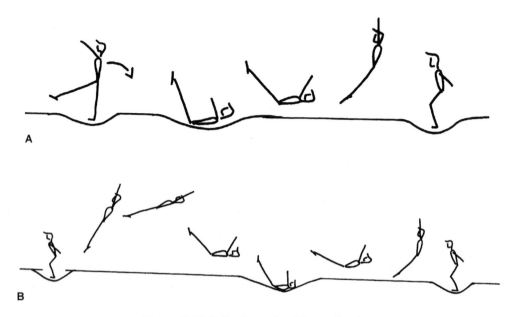

Figura 6.28 Salto de costas | Aprendizado.

Salto frontal (facial)

A aterrissagem em decúbito ventral sobre a rede é a mais difícil, devendo, portanto, ser cuidadosamente ensinada. Uma aterrissagem mal feita, em que o tronco ou os pés cheguem primeiro na rede, poderá provocar uma flexão exagerada da coluna lombar e, eventualmente, causar lesões ou muita dor. Além dos problemas físicos, tal fato poderia causar danos psicológicos, deixando o aluno com medo e dificultando em muito o aprendizado. No momento da aterrissagem, tronco, abdome, coxas, palmas das mãos e a parte de dentro dos braços se assentam simultaneamente sobre a rede. Os joelhos se flexionam, de forma que os pés não toquem a rede. Assim o corpo assume uma forma que se aproxima ao arredondado da rede. Os ombros devem estar baixos, a cabeça elevada apenas o suficiente para evitar o contato com a rede e o olhar voltado para as mãos. Os braços permanecem flexionados, cotovelos afastados; as mãos, voltadas uma para a outra, se apoiam na rede aproximadamente na linha da testa do saltador. É importante não apoiar os cotovelos na rede, mantendo os ombros elevados, mas sim assentar todo o braço e o peito na rede. A musculatura abdominal deve estar contraída, todo o tronco tenso, evitando um arqueamento excessivo na coluna lombar (Figura 6.29).

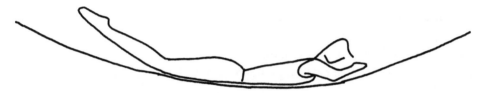

Figura 6.29 Salto frontal | Posição de aterrissagem.

No impulso para o salto frontal, um salto com ¼ de rotação para frente, quadril e pernas são elevados ligeiramente para trás, para que o quadril assente, na aterrissagem, onde estavam os pés. Os braços são lançados para cima, como no salto em pé, e afastam-se no ponto mais alto do voo, assumindo uma posição oblíqua. O corpo permanece estendido, durante toda a fase de voo.

No momento da aterrissagem, braços e pernas se flexionam e o corpo todo se assenta ao mesmo tempo na rede. O corpo deve permanecer bem tenso, mantendo a musculatura abdominal contraída, para evitar um arqueamento exagerado da coluna, quando a rede se curva. Cuidado especial deve ser tomado para que o executante não apoie somente os antebraços na rede, mantendo os ombros elevados, o que provocaria uma hiperextensão da coluna e suas consequências.

Para voltar à posição em pé, os braços atuam, empurrando energicamente a rede, e depois se elevam. As pernas se estendem e são trazidas para baixo. O saltador volta à posição totalmente alongada.

Aprendizado

- Em decúbito ventral no solo, aprender a posição correta da aterrissagem.

- Da posição de "banquinho" (apoio sobre mãos e joelhos) sobre um colchão gordo, macio, estender o quadril, levando as pernas para trás, e levar as mãos para frente, de forma que o quadril desça verticalmente, e cair na posição de aterrissagem, lembrando que todo o corpo deve tocar no colchão ao mesmo tempo.
- No trampolim, em posição de "banquinho" mantendo o corpo todo tenso, molejar sobre a rede, tentando desprender-se da rede e a ela retornar, com todos os pontos de apoio ao mesmo tempo.
- Da posição de "banquinho", sobre o trampolim, pequeno molejo, estender o quadril, levando as pernas para trás, e levar as mãos para frente, de forma que o quadril desça verticalmente, e cair na posição de aterrissagem. Aproveitar o rebote da rede e voltar à posição de "banquinho". Repetir várias vezes seguidas (Figura 6.30A).

▶ **Observação.** No início, esse exercício deve ser executado com pausa, após a volta à posição de "banquinho". Ele deve ser treinado até que o executante seja capaz de coordenar, sem impulsos intermediários, uma sequência de pequenos saltos, alternando as aterrissagens em "banquinho" e em decúbito ventral sobre a rede, ou seja, "banquinho", frontal, "banquinho", frontal etc.

- Da posição de pé, estática, sobre o trampolim, levar as pernas para trás, com um mínimo de impulso, aterrissar na posição de "banquinho", em seguida na posição de aterrissagem frontal, tocando todo o corpo ao mesmo tempo na rede, voltar ao "banquinho" e, a seguir, à posição de pé (Figura 6.30B).
- Da posição de apoio facial (pés e mãos), com quadril elevado (ponte de frente), sobre o trampolim, deixar-se cair na posição de aterrissagem e voltar à posição de pé (Figura 6.30C).

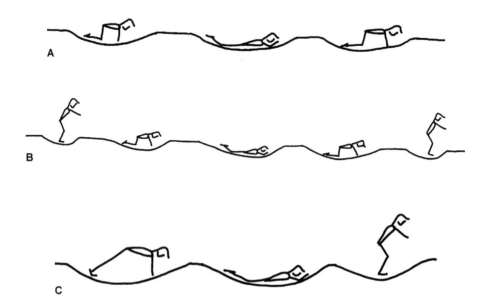

Figura 6.30 Salto frontal | Aprendizado.

- Da posição de pé, estática, sobre o trampolim, levar as pernas para trás, com um mínimo de impulso, aterrissar na posição de aterrissagem frontal, tocando todo o corpo ao mesmo tempo na rede, voltar à posição de pé.
- Executar o salto frontal, com impulso de braços, com pequeno molejo da rede, aterrissando sobre o colchão de proteção, empurrado pelo professor. Aos poucos aumentar o impulso e retirar o colchão de proteção à medida que o exercício se mostra bem automatizado (Figura 6.31).

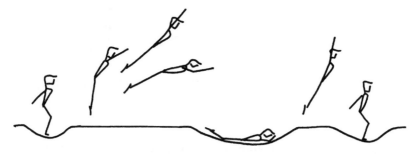

Figura 6.31 Salto frontal.

Variações mais comuns dos saltos básicos

Da posição sentada, levantar com ½ parafuso

Ao levantar, ao mesmo tempo em que se estende o quadril, executar a rotação sobre o eixo longitudinal, mantendo os pés ligeiramente à frente, o que deixará o corpo inclinado, durante o giro (Figura 6.32).

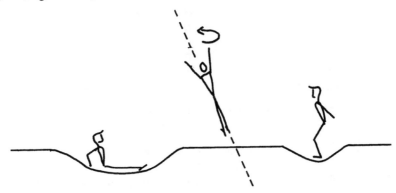

Figura 6.32 Variações | Da posição sentada, levantar com ½ parafuso.

Da posição em pé, salto com ½ parafuso à aterrissagem sentada

Ao dar o impulso, projetar o ombro do lado oposto ao lado de giro para frente, dirigindo o mesmo braço obliquamente para frente e para o alto. Os pés se elevam ligeiramente para trás. Olhar para a mão que se encontra elevada à frente, marcando a posição inclinada à frente com ¼ de giro. Completar a rotação (½ giro) na fase descendente, ao flexionar o corpo para a aterrissagem sentada (Figura 6.33).

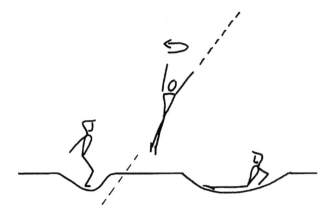

Figura 6.33 Variações | Da posição em pé, salto com ½ parafuso à aterrissagem sentada.

Da posição sentada, ½ giro à posição sentada

Da posição sentada, levantar, executando ½ giro na fase de voo, para aterrissar sentado, novamente. O corpo deve estender-se completamente na fase aérea, assumindo uma posição perfeitamente vertical. Os pés seguem uma linha reta no sentido longitudinal do aparelho. Os braços, a partir da posição sentada, são lançados obliquamente para frente e para cima, como no exercício anterior (Figura 6.34).

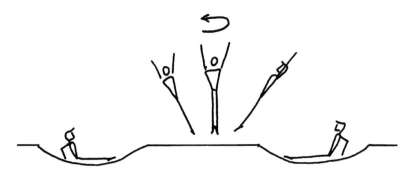

Figura 6.34 Variações | Da posição sentada, levantar com ½ parafuso.

Da aterrissagem de costas, levantar com ½ parafuso

Da posição de costas, direcionar as pernas obliquamente para frente e para cima. Executar O giro sobre o eixo longitudinal ao estender, com rapidez, o corpo (Figura 6.35).

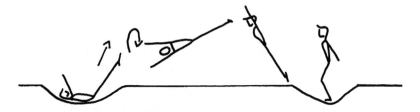

Figura 6.35 Variações | Da aterrissagem de costas, levantar com ½ parafuso.

Da posição em pé, salto com ½ parafuso à aterrissagem de costas

Ao saltar, iniciar a rotação sobre o eixo longitudinal e simultaneamente a rotação sobre o eixo transversal (¼ de giro *para frente*). O braço do lado oposto ao giro deve ser apontado para a moldura da rede à frente, de forma que o corpo assuma uma posição inclinada à frente, com ¼ de giro sobre o EL, com os pés elevados para trás. O olhar deve estar voltado para a mão que se encontra à frente. Na fase descendente do voo, completa-se a ½ volta para aterrissar de costas na rede (Figura 6.36).

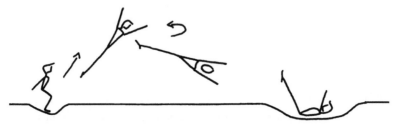

Figura 6.36 Variações | Da posição em pé, salto com ½ parafuso à aterrissagem de costas.

Da posição de pé, salto com ½ parafuso à aterrissagem frontal

O impulso para o salto é feito com rotação *para trás*, iniciando simultaneamente o giro sobre o EL. Na fase ascendente, será executado o primeiro quarto do giro sobre o EL, enquanto o corpo assume a posição inclinada. Na fase descendente, o ½ giro é completado para aterrissar na posição frontal (Figura 6.37).

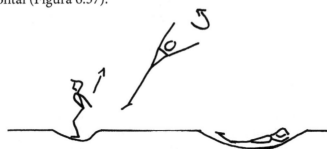

Figura 6.37 Da posição em pé, salto com ½ parafuso à aterrissagem frontal.

Pull over

Pull over é o nome dado ao salto para trás com ¾ de rotação sobre o eixo transversal (¾ de mortal), partindo da aterrissagem dorsal, à posição de pé. Para permitir a execução deste salto, a aterrissagem dorsal deve ser feita com as pernas mais elevadas, próximas da vertical. Com o impulso da rede os pés são dirigidos dinamicamente para cima e para trás. As pernas permanecem unidas e estendidas, durante todo o salto. Antes da aterrissagem, o corpo deve ser estendido.

Aprendizado

- Executar um salto de costas, com pouco impulso, aterrissando com as pernas na vertical. Aproveitando o impulso da rede, direcionar as pernas para cima e para trás, continuando a rotação para trás durante o voo e aterrissar na posição de "banquinho". O executante deve ser orientado a manter a cabeça para frente e não jogá-la para trás para procurar contato visual com a rede antes que aconteça a rotação (Figura 6.38).

▶ **Segurança.** Usar o colchão de proteção para a aterrissagem.

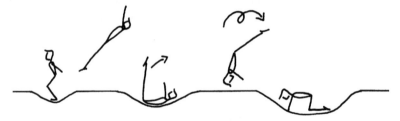

Figura 6.38 *Pull over* | Aprendizado.

- Executar o salto completo à posição de pé, inicialmente com pouco impulso e colchão de proteção. Aumentar a altura do salto gradativamente e retirar o colchão quando ele estiver dominado (Figura 6.39).

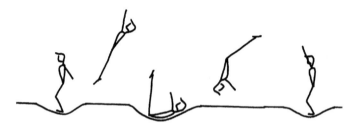

Figura 6.39 *Pull over*.

Tipos de proteção para o aprendizado dos mortais

Para o aprendizado seguro dos mortais para frente e para trás sobre o trampolim, diferentes formas de proteção e auxílio podem ser utilizadas. A escolha da forma de proteção dependerá da habilidade dos alunos e do material disponível. Os auxiliares deverão praticar a forma de proteção escolhida em saltos simples em pé, antes de aplicá-la nos mortais.

Saltando junto com o executante

Dois ajudantes estarão sobre a rede, ao lado do executante. Os três saltarão juntos para a tomada de impulso. Antes de realizar o mortal com proteção, é necessário primeiramente experimentar os saltos em pé em conjunto. Para facilitar a coordenação, os 3 indivíduos deverão formar um bloco único. Para isso, os dois auxiliares colocarão uma das mãos sobre o ombro do executante e controlarão os saltos em pé de maneira a saltarem de forma absolutamente simultânea. Uma vez coordenados os saltos em pé, um dos auxiliares contará até 3, para que o aluno se prepare para a execução do exercício. Então, no momento do impulso para o salto propriamente dito, os auxiliares permanecem em contato com a rede, flexionando os joelhos para amortecer o impulso (não saltam), para fazer a proteção, e somente o executante salta. A mesma proteção poderá ser feita por apenas um auxiliar.

Partindo da moldura do TR

O auxiliar se coloca sobre a moldura, ao lado do executante, e apoia o pé na rede cada vez que o executante salta. Antes de cada aterrissagem, deve tirar o pé da rede, para não atrapalhar a impulsão. Ele contará até 3 e, no momento do salto, entrará na rede para auxiliar o executante. Esta forma facilita a entrada rápida na rede para fazer a proteção. O ajudante poderá também ficar parado na moldura e entrar somente no instante do salto (Figura 6.40).

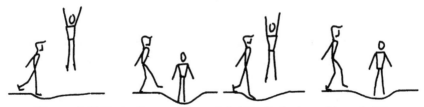

Figura 6.40 Proteção para os mortais | Partindo da moldura do TR.

Proteção com colchão

O professor segura o colchão de proteção apoiado na moldura e o empurra para a rede no momento do salto, para que o executante aterrisse sobre o mesmo. Essa proteção somente deverá ser utilizada depois que o exercício estiver razoavelmente dominado, uma vez que proporciona apenas maior segurança para a aterrissagem.

Proteção com cinto de segurança

O cinto de segurança poderá ser preso ao teto, por cordas que passam por roldanas e chegam às mãos do professor. Puxando e soltando as cordas, o professor controla os saltos do executante, graduando a sua altura. Assim, é capaz de amortecer a aterrissagem após a execução dos mortais (Figura 6.41).

O cinto com cordas curtas poderá ser segurado por dois auxiliares que saltam junto com o executante, como descrito no item anterior.

Um cinto de segurança também pode ser improvisado com uma toalha ou agasalho amarrado na cintura do executante. Os auxiliares seguram firmemente com uma das mãos nesse "cinto", mantendo a altura do salto, enquanto a outra mão ajuda na rotação. Cordas não devem ser utilizadas para improvisar um cinto de segurança, pois machucam a cintura do executante.

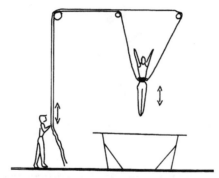

Figura 6.41 Proteção para os mortais | Proteção com cinto de segurança.

Mortal para trás

Aprendizado

- Saltar baixo, com dois ajudantes saltando junto. Ao comando do professor, contando até 3, o executante salta, levando o quadril ligeiramente para frente e os braços para cima até pouco antes da vertical. Então grupa, trazendo os joelhos em direção ao peito e segurando-os firmemente. Estende novamente e retorna à posição inicial. Essa ação deve ser rápida e dinâmica (Figura 6.42A).
- ▶ **Proteção.** Os ajudantes, em pé sobre a rede, seguram o executante com uma das mãos na região lombar ou no quadril e a outra na região cervical ou escapular.
- Saltando baixo, junto com dois auxiliares, que seguram nos braços, próximo aos ombros. O executante mantém os braços elevados. Ao sinal, salta elevando o quadril à frente, grupa trazendo os joelhos para junto ao peito e gira para trás acima do ombro sustentado pelos auxiliares, para chegar à posição em pé (Figura 6.42B).
- ▶ **Proteção.** Os auxiliares seguram no braço de forma a permitir a rotação para trás até a aterrissagem segura sobre a rede, sem perder o contato com o executante.
- Saltando baixo, junto com dois auxiliares, que mantêm inicialmente uma das mãos no ombro do executante. Ao sinal, o executante salta, levando o quadril para frente e os braços para cima até pouco antes da linha da cabeça, grupa, trazendo os joelhos para junto ao peito e gira para trás, completando o mortal com auxílio (Figura 6.42C).
- ▶ **Proteção.** Os auxiliares apoiam a rotação com a outra mão no quadril ou região lombar e protegem também na aterrissagem.

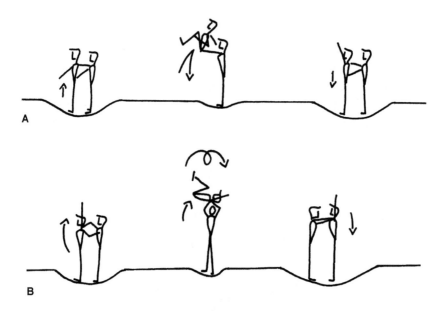

Figura 6.42 Mortal para trás | Aprendizado. (*continua*)

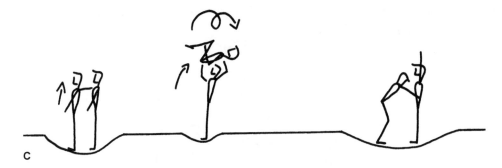

Figura 6.42 (*continuação*) Mortal para trás | Aprendizado.

Com a evolução da execução, passar à proteção com apenas uma pessoa, depois executar sozinho com lançamento do colchão de proteção. Aumentar gradativamente a altura dos saltos. Este processo deverá ser bem lento para evitar acidentes.

O mortal também pode ser aprendido com proteção do cinto de segurança.

Observações para a execução de um bom mortal para trás

- Junto com o impulso das pernas, dar impulso com os braços, elevando-os antes de grupar.
- Bloquear a elevação dos braços pouco antes da vertical.
- Ao grupar, trazer os joelhos em direção ao peito, flexionando bem as pernas, e segurar firme os joelhos com as mãos (Figura 6.43A).
- Manter o tronco e a cabeça em uma posição natural (Figura 6.43A).
- Não flexionar o dorso ou a cabeça para frente, já que essa ação prejudica a rotação para trás (Figura 6.43B).

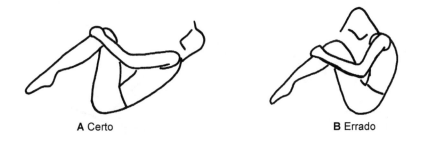

A Certo   B Errado

Figura 6.43 Mortal para trás grupado.

- Nunca levar a cabeça e/ou ombros para trás e sim provocar a rotação, projetando o quadril para frente e para cima.
- O movimento de grupar deve ser bem-definido, porém rápido, para permitir a abertura do corpo antes da aterrissagem.
- No momento da abertura, os braços deverão estar estendidos e ao lado do corpo.

O mortal poderá ser executado nas posições grupada, carpada e estendida. Essa deverá ser a ordem de aprendizado (Figura 6.44).

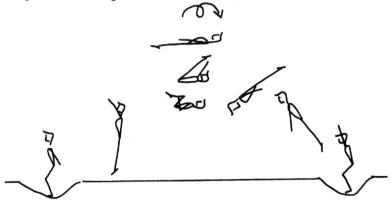

Figura 6.44 Mortal para trás grupado, carpado ou estendido.

Mortal para frente

Aprendizado

- Da posição estática em pé, com o tronco flexionado para frente e braços elevados, com um único e mínimo impulso, saltar dirigindo o quadril para o alto e para trás e flexionando a cabeça e o tronco para aterrissar de costas sobre a rede (Figura 6.45A).
- ¾ de mortal para frente. Repetir o exercício anterior com tomada de impulso moderada e aterrissagem sobre as costas. No início, aterrissar sobre um colchão empurrado da borda do trampolim. No momento do impulso, os braços deverão estar elevados. A rotação deve ser iniciada através da elevação do quadril para trás e para o alto. A cabeça se inclina para frente e o tronco se flexiona como consequência da elevação do quadril para trás. A cabeça e o tronco não devem ser jogados para frente e para baixo (Figura 6.45B).

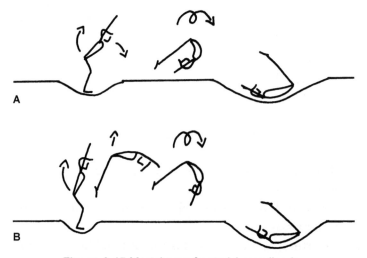

Figura 6.45 Mortal para frente | Aprendizado.

- Mortal para frente grupado, com dois ajudantes. Para a execução do mortal para frente, no momento do impulso os braços deverão estar elevados. A proteção poderá ser realizada de várias formas, dependendo do grau de domínio do salto, a saber:
  - Saltando juntos, como descrito anteriormente, dois auxiliares seguram nos braços, próximo aos ombros, com tomada de rotação (Figura 6.46A).
  - Dois auxiliares, saltando juntos, colocados ao lado do executante, tendo uma das mãos no ombro e a outra na região ventral baixa. O auxiliar que se encontra do lado esquerdo do executante colocará a mão direita no ventre e a esquerda no ombro do mesmo. O outro fará o oposto. No momento do mortal, a mão que está no ventre auxilia na elevação do quadril para trás. A mão que se encontrava no ombro durante os saltos preparatórios passa para a região dorsal ou nuca para apoiar a rotação do mortal. Os auxiliares devem acompanhar todo o movimento, até a aterrissagem do executante de pé, equilibrado sobre a rede (Figura 6.46B).
  - Utilizando o cinto de segurança suspenso no teto ou adaptado, descritos anteriormente.

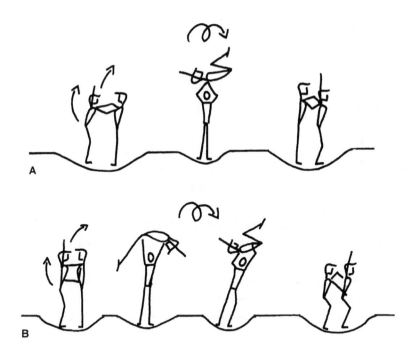

Figura 6.46 Mortal para frente com 2 auxiliares.

- Quando o aluno estiver em condições de executar o mortal para frente sozinho, o professor deverá permanecer na moldura do trampolim e auxiliar somente na finalização do salto e aterrissagem. Posteriormente, o mortal poderá ser executado sozinho, aterrissando sobre o colchão de proteção, empurrado da borda, até o completo domínio do exercício.

O mortal para frente poderá ser executado nas posições grupada e carpada (Figura 6.47).

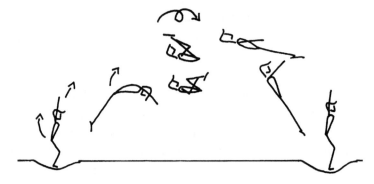

Figura 6.47 Mortal para frente grupado ou carpado.

Em virtude de sua aterrissagem ser "cega" (não se enxerga a rede antes da aterrissagem), o mortal para frente deve ser evitado em séries de competição. No entanto, seu aprendizado é importante para exercícios futuros. Mortais para frente, no trampolim, são sempre combinados com ½ parafuso (Barani) ou múltiplos ímpares de ½ parafuso, ou seja, 1 e ½ (Rudy), 2 e ½ (Randy) e assim por diante. Essas rotações permitem ao saltador enxergar a rede antes da aterrissagem, tornando-a mais segura.

Observações para a execução de um bom mortal para frente

- No momento do impulso, o quadril deve ser projetado para o alto e para trás, para iniciar a rotação do mortal.
- Cabeça e tronco não devem ser jogados para frente e para baixo.
- Ao contrário do que ocorre no mortal para trás, a cabeça se inclina para frente e o tronco se flexiona, ambos passivamente, em consequência da elevação do quadril para trás.
- Os braços devem estar elevados no momento do impulso.
- Grupar ou carpar somente no final da fase ascendente do voo.
- Ao grupar, flexionar bem as pernas unidas e segurar firme os joelhos, com braços junto ao corpo.
- O movimento de grupar ou carpar deve ser bem-definido, porém rápido, para permitir a abertura do corpo bem antes da aterrissagem.
- No momento da abertura, os braços devem estar estendidos ao lado do corpo, de acordo com as regras.

Barani

Para a aprendizado do Barani no trampolim, devem ser utilizados os mesmos exercícios educativos apresentados no minitrampolim. Para atender às exigências de execução em competições do trampolinismo, na abertura do Barani, quando ocorre o giro, os braços, estendidos, devem ser colocados ao lado e junto ao tronco e não elevados, como ilustrado no minitrampolim. Para educar a movimentação correta dos braços, os educativos podem ser executados já dessa forma (Figura 6.48).

Executar o Barani no trampolim, inicialmente com auxílio do professor, saltando junto, com uma das mãos apoiada em seu ombro.

▶ **Proteção.** O auxiliar se coloca do lado contrário ao lado para o qual o executante gira, de forma que este lhe volte as costas, durante o exercício. Segura em sua cintura para ajudar no giro e na aterrissagem.

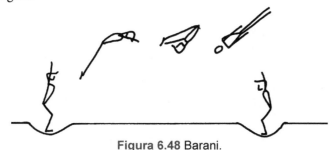

Figura 6.48 Barani.

Assim que a rotação estiver automatizada, o Barani poderá ser executado sem ajuda, aterrissando sobre o colchão de proteção, empurrado pelo auxiliar.

Salto ¾ para frente

O salto com ¾ de rotação para frente, apesar de ter ¼ de rotação a menos do que o mortal para frente, é mais difícil de ser executado, em virtude da aterrissagem de costas. Por esse motivo ele deve ser ensinado após o mortal.

Execução técnica

No momento do impulso, os braços devem estar elevados, como no mortal para frente. O corpo permanece tenso.

Na saída da rede, as pernas, estendidas, devem ser dirigidas dinamicamente para trás e para o alto.

O quadril permanece estendido durante o voo, o maior tempo possível, e se flexiona somente para a aterrissagem.

Durante o voo, o olhar é dirigido para frente. Somente na fase descendente, o mais tarde possível, o olhar se volta para a rede.

Os braços, na fase aérea, permanecem elevados, no prolongamento do corpo, podendo afastar-se ligeiramente.

Esse salto, conforme regras internacionais, pode ser executado nas 3 posições (grupado, carpado e estendido), mas é normalmente executado na posição estendida (Figura 6.49).

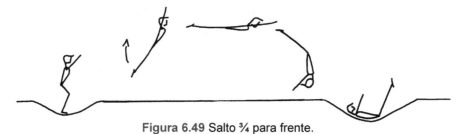

Figura 6.49 Salto ¾ para frente.

Aprendizado

- Parada de mãos na rede, com auxílio, desequilibrar para frente e aterrissar de costas na rede (Figura 6.50).

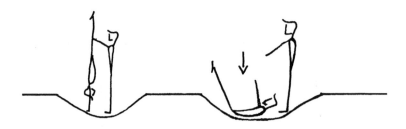

Figura 6.50 Salto ¾ para frente | Aprendizado.

Outros exercícios adequados como educativos para esse salto são aqueles adotados para o mergulho/peixe no minitrampolim e os saltos carpados com ¾ de rotação para frente, utilizados como educativos para o mortal.

▶ **Atenção.** Durante a fase de aprendizado do salto, enquanto não houver controle adequado da quantidade de rotação imprimida e, consequentemente, da aterrissagem, o salto deve ser treinado com aterrissagem sobre colchão de segurança, empurrado da borda.

Salto ¾ para trás

O salto com ¾ de rotação para trás, apesar de ter ¼ de rotação a menos do que o mortal, é mais difícil de ser executado, em virtude da aterrissagem frontal. Por esse motivo, ele deve ser ensinado após o mortal.

Execução técnica

No momento do impulso, o quadril é projetado para frente e para o alto, para iniciar a rotação, assim como no mortal, porém com menos intensidade, já que não se pretende completar o mortal, mas apenas executar ¾ de rotação. A rotação, portanto, é mais lenta.

O corpo permanece estendido durante todo o salto, ou assume a posição desejada (grupada ou carpada) ainda na fase ascendente, e se estende no ponto culminante do voo. Cabeça e tronco não devem ser jogados para trás.

Quando executado na posição estendida (praticamente a única posição utilizada), os braços permanecem elevados, podendo afastar-se ligeiramente.

A aterrissagem frontal é idêntica à descrita para o salto frontal simples.

Aprendizado

- ¾ para trás aterrissando na posição de "banquinho", sobre o colchão de proteção, empurrado da borda (Figura 6.51A).
- ¾ para trás com aterrissagem frontal sobre o colchão (Figura 6.51B).

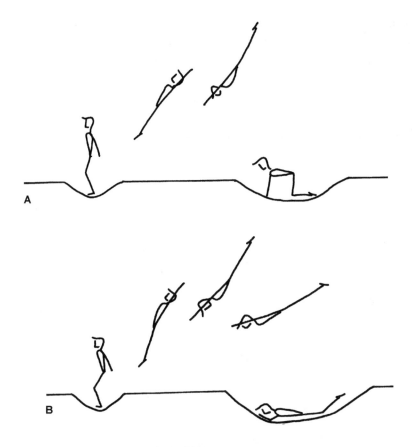

Figura 6.51 Salto ¾ para trás | Aprendizado.

▶ **Atenção.** Durante a fase de aprendizado do salto, enquanto não houver controle adequado da quantidade de rotação imprimida e, consequentemente, da aterrissagem, o salto deve ser treinado com aterrissagem sobre colchão de segurança, empurrado da borda.

Cody (5/4 de mortal para trás, partindo da aterrissagem frontal)

O salto Cody pode ser executado após um salto frontal simples, porém é mais eficiente, quando realizado após o ¾ para trás, compondo, assim, uma sequência de dois saltos com rotação no mesmo sentido.

Após a aterrissagem frontal, o executante sai da rede com o corpo estendido e já imprimindo uma boa rotação para trás. Na fase ascendente, grupa, para completar os 450° de rotação. Antes da aterrissagem, o mais cedo possível, o corpo se estende, como na aterrissagem de qualquer mortal.

O Cody pode ser executado nas posições grupada, carpada e estendida.

Aprendizado

- Partindo do salto ¾ para trás à posição frontal, 180° de rotação para trás, grupado, aterrissando na posição de costas, sobre o colchão de proteção, empurrado da borda (Figura 6.52A).

- Partindo do salto ¾ para trás à posição frontal, executar 180° de rotação para trás, grupado, aterrissando na posição de costas e, a seguir, um *pull over*, aterrissando de pé (eventualmente sobre o colchão) (Figura 6.52B).
- Partindo do salto ¾ para trás à posição frontal, 360° de rotação para trás, grupado, aterrissando na posição de "banquinho", sobre o colchão de proteção, empurrado da borda (Figura 6.52C).
- Partindo do salto ¾ para trás à posição frontal, executar o Cody grupado, aterrissando sobre o colchão.

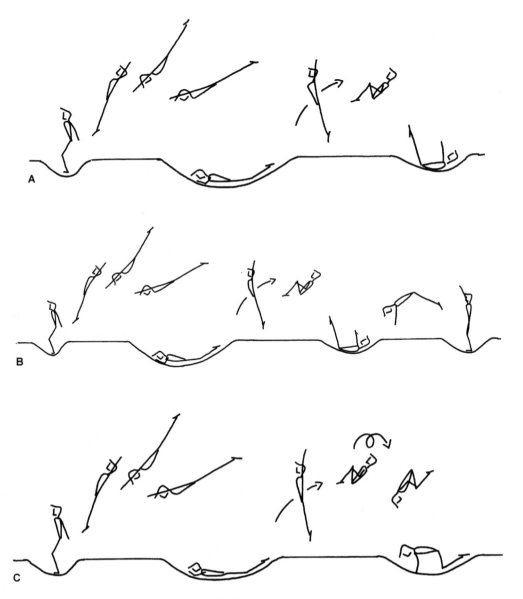

Figura 6.52 Cody | Aprendizado.

- Partindo do salto ¾ para trás à posição frontal, executar o Cody grupado, sem colchão, com proteção do professor em cima do aparelho (Figura 6.53).

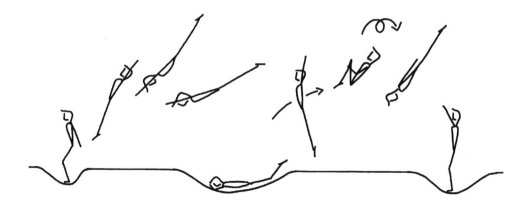

Figura 6.53 Cody para trás grupado.

Competições de Ginástica Artística | Regulamentos e Códigos de Pontuação

Introdução

Inúmeros são os regulamentos que regem as competições de ginástica artística (GA). Eles devem ser adequados ao nível dos competidores e aos objetivos a serem atingidos. Diversos países, ou mesmo estados, possuem programas de competições que incluem progressões de exercícios para orientar o trabalho dos treinadores, principalmente na iniciação, e incentivar uma evolução técnica contínua e segura. Para tanto, utilizam-se frequentemente séries obrigatórias.

Séries obrigatórias, como diz o nome, são séries predeterminadas, elaboradas pelas entidades dirigentes do esporte no país ou região em questão, com características adequadas a certas faixas etárias, nível técnico, sexo, tipo de competição (escolar, regional, nacional), entre outros. Elas são divulgadas com suficiente antecedência aos eventos em que serão utilizadas, bem como a forma como serão avaliadas, para que treinadores e ginastas tenham tempo hábil para se prepararem. Também a premiação pode e deve ser diferenciada. Por exemplo: eventos que reúnem crianças, iniciantes, deveriam premiar todos os participantes, como forma de incentivo à continuidade da prática, evitando o destaque de poucos e um "estrelismo" prematuro.

Para as categorias mais avançadas costumam ser utilizadas séries livres, conforme regras internacionais, definidas pela Federação Internacional de Ginástica (FIG), através dos Comitês Técnicos de GA masculina e GA feminina. A FIG edita, a cada 4 anos, sempre no ano seguinte aos Jogos Olímpicos, os Códigos de Pontuação das diversas modalidades gímnicas que dirige. Esses Códigos têm a função de permitir um julgamento homogêneo e justo da GA em todo o mundo, procurando acompanhar e mesmo prever a evolução do esporte no ciclo olímpico que se inicia. Além disso, existem os regulamentos das diversas competições que compõem o calendário de eventos da FIG, como campeonatos mundiais, por equipes, individuais, de especialistas de aparelhos, jogos olímpicos, copas do mundo e outros. A seguir, apresentam-se as regras e os regulamentos válidos para os campeonatos mundiais completos e jogos olímpicos.

Competições de ginástica artística

Os campeonatos de GA incluem competições por equipes, individuais gerais e individuais em cada aparelho. Um único ginasta, portanto, pode obter vários títulos de campeão: campeão por equipes, campeão individual geral e campeão em cada aparelho. Os campeonatos mundiais completos e as competições de GA em Jogos Olímpicos têm a seguinte estrutura:

- Competição 1 – preliminar: todos os ginastas inscritos participam. Os resultados obtidos nessa competição indicarão os classificados para as 3 competições finais. As equipes devem ser compostas por um mínimo de 4 e um máximo de 6 ginastas. Países com menos de 4 ginastas participantes concorrem apenas à classificação individual geral e por aparelhos. Para a classificação por equipes, dos 6 ginastas inscritos, em cada aparelho competem 5 e somam-se as 4 melhores notas. As notas obtidas nesta fase preliminar são consideradas apenas para a classificação dos finalistas. Elas não são somadas aos resultados obtidos nas finais.
- Competição 2 – final individual geral: participam os 24 melhores ginastas da competição 1, no máximo 2 por país. Para a classificação individual geral, somam-se as notas obtidas por cada ginasta em todos os aparelhos.
- Competição 3 – final individual por aparelho: participam os 8 melhores, classificados na preliminar, considerando a nota obtida em cada aparelho. Serão, portanto, 8 finalistas em cada um dos 6 aparelhos masculinos e 8 finalistas em cada um dos 4 aparelhos femininos. No máximo, 2 ginastas de um mesmo país, em cada aparelho, poderão participar dessas finais.
- Competição 4 – final por equipes: participam as 8 equipes mais bem classificadas na competição preliminar. Nesta competição, cada equipe pode ser composta por até 6 ginastas, dos quais competem 3 em cada aparelho. O cálculo do total da equipe é feito somando todas as notas obtidas pelos integrantes da equipe em todos os aparelhos.

▶ **Observação.** Apesar de ser denominada competição 4, a final por equipes é disputada antes das competições 2 e 3.

Provas ou aparelhos de competição

As provas (aparelhos) são realizadas sempre na mesma ordem, chamada de ordem oficial de competição.

▶ **Provas femininas.** Salto, barras paralelas assimétricas, trave de equilíbrios e solo.

▶ **Provas masculinas.** Solo, cavalo com alças, argolas, salto, barras paralelas e barra fixa.

Essa ordem tem uma razão de ser, proporcionando uma alternância na utilização dos grupos musculares nos diversos aparelhos. Essa alternância é bem nítida no setor masculino, como veremos a seguir:

- Solo: prova de impulsão, com ênfase no trabalho da musculatura das pernas.
- Cavalo com alças: predominância de trabalho dos braços, em apoio.
- Argolas: predominância do trabalho dos braços, em suspensão.
- Salto: prova de impulsão com predominância do trabalho de pernas.
- Paralelas: predominância de trabalho dos braços, em apoio.
- Barra fixa: predominância do trabalho dos braços, em suspensão.

Além disso, permite a finalização da competição com o aparelho mais espetacular de cada gênero, o solo feminino e a barra fixa masculina.

Avaliação das séries

Na competição classificatória (C 1), final por equipes (C 4), final individual geral (C 2) e final por aparelhos (C 3), podem ser apresentadas as mesmas séries ou séries diferentes.

A princípio não é permitida a repetição de uma série em uma fase da competição. Repetições somente serão permitidas quando ocorrerem falhas de responsabilidade da organização do evento e não do ginasta ou de qualquer outro membro de sua equipe ou delegação, como, por exemplo, defeitos na aparelhagem.

As séries apresentadas em competição devem ser compostas de acordo com as regras contidas nos Códigos de Pontuação, masculino e feminino, editados pela FIG, e/ou regulamentos específicos divulgados pelas entidades promotoras do evento em questão, de forma a atender aos objetivos propostos e se adequar aos participantes. O Código de Pontuação tem a finalidade de possibilitar um julgamento homogêneo em todas as partes do mundo. Ele inclui tabelas que contêm praticamente todos os exercícios característicos da GA, distribuídos por aparelho e classificados de acordo com seu valor de dificuldade. A cada 4 anos sofre alterações, de forma a mantê-lo atualizado e adequado à contínua evolução do esporte. O julgamento das séries é feito por bancas de arbitragem.

Composição das bancas de arbitragem para cada aparelho

As bancas de arbitragem em campeonatos mundiais e jogos olímpicos devem ser compostas por 9 árbitros, assim distribuídos:

- Banca *D*, composta por 2 árbitros: definem em comum acordo o valor máximo de *dificuldade* (conteúdo) da série.
- Banca *E*, composta por 5 árbitros: avaliam individualmente a *execução* (falhas técnicas, de postura etc.) anotando os descontos correspondentes.
- Banca *R*, composta por 2 árbitros: avaliam paralelamente a apresentação como *referência* para possibilitar um sistema de correção automático e rápido em casos problemáticos referentes à execução.

Árbitros de linha nas provas de solo e salto e cronometristas completam as bancas de arbitragem.

Para torneios internacionais, o próprio Código de Pontuação prevê a composição de bancas com número reduzido de árbitros, mas o ideal seria que esse número fosse de, no mínimo, 6 árbitros, para o julgamento de séries livres. Em caso de necessidade, em competições regionais, os árbitros da banca *D* podem acumular a função de árbitro *E*, avaliando tanto a composição quanto a execução da série.

Cálculo da nota final

Para cálculo da nota final do ginasta, em cada aparelho, somam-se as notas de dificuldade e de execução, assim obtidas:

- A nota de dificuldade, definida pela banca *D*, não tem valor máximo. Ela depende da dificuldade dos elementos apresentados e de exigências de composição específicas para cada aparelho.

- A nota de execução tem o valor máximo de 10 pontos (p). Das notas atribuídas pelos 5 árbitros *E*, elimina-se a maior e a menor e tira-se a média das 3 intermediárias. Em caso de bancas com apenas 4 árbitros *E*, também elimina-se a maior e a menor e tira-se a média das 2 intermediárias.

Exemplo:
Nota da banca *D* = 5,50 pontos
Notas da banca *E*   E1   E2   E3   E4   E5
                     (8,80)   8,80   9,0   8,90   (9,10)
Média banca *E* $\frac{8,80 + 9,00 + 8,90}{3} = 8,90$

Nota final: 8,90 + 5,50 = **14,40 pontos**

Avaliação das séries femininas

Generalidades

A ginasta deve usar, durante a sua apresentação, um *collant* com ou sem mangas, não transparente, com corte adequado ao esporte. Nas competições por equipes, a vestimenta deve ser igual para todos os membros da equipe.

Componentes da avaliação

A atual filosofia com relação ao conteúdo e composição das séries na GA feminina procura dar ênfase à maestria da coreografia, da dança e da acrobacia, apresentadas com graça, arte e estilo pessoal.

Nota D (dificuldade, valor da série/conteúdo)

A nota *D* na paralela assimétrica, trave de equilíbrio e solo inclui os seguintes fatores de avaliação: valor de dificuldade, exigências de composição e valor das combinações.

A nota *D* no salto corresponde ao valor do salto constante na tabela de saltos.

Valor de dificuldade

O Código de Pontuação contém tabelas de elementos específicas para cada aparelho, nas quais cada elemento é identificado com um número. Os elementos são divididos em categorias, conforme sua dificuldade, de *A* a *H*, sendo o elemento *A* o mais simples. A tabela é aberta para cima, ou seja, novos elementos que venham a ser apresentados em competições poderão ser avaliados e considerados de valor *I*, ou superior. Esses elementos possuem os seguintes valores:

- Partes *A* = 0,10 p.
- Partes *B* = 0,20 p.
- Partes *C* = 0,30 p.
- Partes *D* = 0,40 p.

- Partes E = 0,50 p.
- Partes F = 0,60 p.
- Partes G = 0,70 p.
- Partes H = 0,80 p.

Para cálculo do valor de dificuldade da série são considerados os 8 elementos mais difíceis, incluindo obrigatoriamente a saída e somados seus valores. Não há valor máximo determinado.

Exigências de composição

São específicas de cada aparelho e valem até 2,50 p. Cada item cumprido é somado à nota, e não mais subtraído, como na edição anterior do Código de Pontuação.

Valor de ligações/combinações

São bonificações atribuídas a ligações diretas de 2 ou mais elementos de grande dificuldade. Para cada ligação, dependendo de sua dificuldade e de critérios especiais para cada aparelho, pode-se obter 0,10 p, 0,20 p ou mesmo 0,30 p. Não há valor máximo total.

Nota E (execução) | Nota máxima 10,00 p

A avaliação da execução das séries nos diferentes aparelhos e dos saltos sobre o cavalo é feita a partir de 10 pontos. São feitas deduções por falhas de:

- Execução (postura, técnica, aterrissagem, entre outras específicas de cada aparelho).
- Apresentação artística (trave e solo).

As deduções variam de 0,10 p para falhas mais leves, como, por exemplo, pequenos desequilíbrios ou ligeiros desvios da postura correta, até 1,0 p para quedas e outras falhas graves.

Para séries muito curtas a nota máxima de execução será diminuída. Nesses casos, a banca D informa aos demais membros da banca de arbitragem qual a máxima nota E possível.

Salto

Medidas

A mesa de salto, para a prova de salto feminina, deve encontrar-se a uma altura de 125 cm acima do chão. A distância da corrida recomendada é de 25 m, mas ela pode ser definida individualmente.

Características da prova

Antes de executar o salto, a ginasta deve mostrar o número do salto a ser executado. Após receber o sinal verde da responsável pela banca, a ginasta deve executar o salto. Em caso de final por aparelho, deve voltar imediatamente ao ponto de partida para aprontar-se para o segundo salto, a ser executado assim que for apresentada a nota final do primeiro.

O salto se inicia com a corrida e o impulso com ambos os pés sobre a prancha de salto, com pernas unidas, de frente para a mesa de salto ou de costas para a mesma, no caso dos saltos com rodante ao final da corrida. A avaliação começa no instante em que a ginasta decola da prancha e inclui as seguintes fases: 1ª voo, repulsão; 2ª voo e aterrissagem.

Não são permitidos saltos com impulsão ou aterrissagem laterais. Todos os saltos devem ser executados com apoio de ambas as mãos sobre a mesa.

Se a ginasta fizer a corrida de aproximação e não tocar a prancha e/ou a mesa de salto, ela terá mais uma tentativa para executar seu salto, nas competições onde se exige apenas um salto. Nas competições onde se exigem dois saltos ela poderá executar, no máximo, 3 corridas de aproximação. Não é permitida uma quarta corrida. A corrida adicional acarretará desconto de 1,0 ponto da nota final do salto.

Para orientar os árbitros no que se refere a desvios de direção na execução do salto, uma faixa de 1 m é marcada ao longo do centro da área de aterrissagem. A ginasta deve finalizar com estabilidade a aterrissagem dentro dessa faixa.

Exigências especiais

Nota D | Exigências especiais

Nas competições preliminar, final individual geral e final por equipes, a ginasta executará apenas um salto. Caso ela queira se classificar para a final por aparelhos, deverá executar, já na preliminar, dois saltos diferentes, conforme exigências para a final por aparelhos. Para a classificação da equipe, valerá o primeiro salto executado.

Na final por aparelhos, deverão ser executados dois saltos de grupos diferentes com 2º voo diferente. A nota final será a média dos dois saltos.

Nas tabelas de elementos, os saltos são divididos em 5 grupos:

- Grupo 1: salto sem mortal (reversão, Yamashita, rodante), com ou sem giro sobre o eixo longitudinal (EL).
- Grupo 2: reversão para frente com ou sem giro de 360° no 1º voo e mortal para frente ou para trás, com ou sem giro sobre o EL no 2º voo.
- Grupo 3: reversão com ¼-½ volta (90° a 180°) no 1º voo (Tsukahara) – mortal para trás com ou sem giro sobre o eixo longitudinal no 2º voo.
- Grupo 4: Yurchenko (salto com rodante no final da corrida) com ou sem ¾ de giro (270°) no 1º voo – mortal para frente ou para trás com ou sem giro sobre o eixo longitudinal no 2º voo
- Grupo 5: Yurchenko com ½ giro (180°) no 1º voo – mortal para frente ou para trás com ou sem giro sobre o eixo longitudinal no 2º voo.
- Saltos nulos: caso ocorra alguma das situações listadas a seguir, o salto será considerado nulo, não sendo permitida nova tentativa:
  - Correr e tocar a prancha ou mesa de salto e não realizar o salto.
  - Não tocar a mesa, ou seja, saltar por cima do aparelho, sem tocá-lo.
  - Durante o salto, receber qualquer tipo de proteção ou auxílio.
  - Não usar a proteção de prancha nos saltos Yurchenko.
  - Não aterrissar primeiro sobre os pés.

- Dar impulso com os pés sobre a mesa de saltos.
- O primeiro salto é repetido como segundo salto na qualificação ou na própria competição final de salto.

Paralelas assimétricas

Medidas

A barra baixa se encontra a 166 cm e a alta a 246 cm do chão. A distância entre as barras pode ser adaptada individualmente, variando entre 130 e 180 cm.

Características da prova

Para a entrada no aparelho, é permitida a utilização da prancha de salto. Se a ginasta não realiza a entrada após a primeira corrida de aproximação, mas não toca a prancha, o aparelho ou passa por baixo da barra, ela pode fazer nova corrida para a entrada, porém perderá 1,0 p. Uma terceira corrida não é permitida. Em caso de queda, a ginasta tem até 30 segundos para retornar a execução da série, do ponto em que ocorreu a interrupção. Se esse tempo for ultrapassado, a série será considerada encerrada.

As partes de valor que compõe a série devem pertencer aos seguintes grupos de movimentos:

- Impulsos e giros:
  - Giros gigantes para trás.
  - Giros gigantes para frente.
  - Impulsos e oitavas.
  - Giros Stalder para frente e para trás.
  - Giros carpados para frente e para trás.
- Elementos de voo:
  - Da barra baixa para a alta (ou o inverso).
  - Contraembalos (sobre a barra baixa).
  - Saltos.
  - Peixes.
  - Mortais.

Exigências especiais (paralelas)

Exigências de composição – Banca D	2,50 p
Elemento de voo da barra alta para a barra baixa ou inverso	0,50 p
Elemento de voo na mesma barra	0,50 p
No mínimo duas tomadas diferentes	0,50 p
Elemento sem voo com giro de 360° sobre o eixo longitudinal	0,50 p
Saída • Nenhuma saída, saída A ou B • Saída C • Saída D ou mais difícil	0,00 p 0,30 p 0,50 p

Trave de equilíbrios

Medidas

A trave de equilíbrios tem 5 m de comprimento, 120 cm de altura e 10 cm de largura na face superior.

Características da prova

Para a entrada no aparelho, é permitida a utilização da prancha de salto. Se a ginasta não realiza a entrada após a primeira corrida de aproximação, mas não toca a prancha, o aparelho ou passa por baixo da trave, ela pode fazer nova corrida para a entrada, porém perderá 1,0 p. Uma terceira corrida não é permitida. Em caso de queda, a ginasta tem até 10 segundos para retornar a execução da série, do ponto em que ocorreu a interrupção. Se esse tempo for ultrapassado, a série será considerada encerrada.

A duração da série de trave não deve ultrapassar os 90 segundos. Em caso de queda, o cronômetro que marca o tempo da série é bloqueado e volta a funcionar quando a série é reiniciada. O tempo de queda é cronometrado separadamente e não é somado ao tempo da série.

A série de trave deve ser composta por elementos acrobáticos, como paradas, rolamentos, reversões e mortais, e de dança, como saltos, giros, equilíbrios e ondas corporais. As partes de valor devem ser progressivamente distribuídas ao longo de toda a série, criando pontos altos, através da ligação direta de elementos de grande dificuldade. O aparelho deve ser utilizado em toda a sua extensão e em posições variadas, como de frente, de lado, em posição oblíqua, próximo (sentando ou deitando) ou afastado (saltando). A alternância entre elementos acrobáticos e de dança deve ser harmoniosa, o ritmo variado, com dinamismo, mostrando uma performance artística, com originalidade, estilo pessoal e elegância.

Valor de dificuldade

Os 8 elementos de maior dificuldade, incluindo sempre a saída, serão considerados, porém:

- No máximo 5 elementos acrobáticos.
- No mínimo 3 elementos ginásticos/de dança.

Exigências especiais (trave)

Exigências de composição – Banca D	2,50 p
Uma ligação de no mínimo 2 elementos de dança diferentes, sendo um deles um salto em espacato (afastamento das pernas de 180°) ou salto afastado-carpado	0,50 p
Giro sobre um pé	0,50 p
Uma ligação acrobática com no mínimo 2 elementos de voo, sendo no mínimo um mortal	0,50 p
Elementos acrobáticos em direções diferentes (frente/lado e costas)	0,50 p
Saída • Nenhuma saída, saída A ou B • Saída C • Saída D ou mais difícil	0,00 p 0,30 p 0,50 p

Solo

Medidas

A área do tablado de solo, a ser utilizada para a execução da série, é um quadrado com 12 m de lado. Caso a ginasta pise fora dessa área, durante a execução da série, ela receberá uma despontuação.

Características da prova

A duração da série não deve ultrapassar os 90 segundos. A avaliação da série, assim como a cronometragem, é iniciada quando a ginasta executa seu primeiro movimento. A série de solo feminina deve ser acompanhada por qualquer tipo de música, desde que não seja cantada e que esteja gravada. A série se encerra com o último movimento da ginasta, que deve coincidir com o final da música.

A série de solo deve ser composta por elementos acrobáticos, como paradas, rolamentos, reversões e mortais para frente/lado e para trás, e de dança, como saltos, saltitos e giros. As partes de valor devem ser progressivamente distribuídas ao longo de toda a série, criando pontos altos, através da ligação direta de elementos de grande dificuldade, levando a uma finalização com uma sequência acrobática de grande dificuldade. A área de solo deve ser utilizada na sua totalidade e de forma versátil, com variação entre movimentos executados perto e longe do solo, em passagens com grandes deslocamentos ou sem deslocamento. A mudança entre elementos acrobáticos e de dança deve ser harmoniosa e corresponder ao caráter da música. A coreografia deve expressar a personalidade, o estilo, a idade e o tipo físico da ginasta. A apresentação deve ser artística, com originalidade, estilo pessoal e elegância.

Valor de dificuldade

Os 8 elementos de maior dificuldade serão considerados, porém:

- No máximo 5 elementos acrobáticos.
- No mínimo 3 elementos ginásticos/de dança.

A série deve conter, no máximo, 4 sequências acrobáticas com mortal.

Exigências especiais (solo)

Exigências de composição – Banca D	2,50 p
Uma ligação de no mínimo 2 elementos de dança diferentes, sendo um deles um salto em espacato (afastamento das pernas de 180°) ou salto afastado-carpado	0,50 p
Mortal para frente/lado e mortal para trás	0,50 p
Mortal com parafuso (giro sobre eixo longitudinal de no mínimo 360°)	0,50 p
Duplo-mortal	0,50 p
Saída (última sequência acrobática) • Nenhuma saída,* saída A ou B • Saída C • Saída D ou mais difícil	0,00 p 0,30 p 0,50 p

*Se a ginasta executa apenas 1 sequência acrobática na série, essa não será considerada como saída ou última sequência.

Avaliação das séries masculinas

Generalidades

A vestimenta a ser utilizada pelos ginastas em competição deve ser igual para todos os membros da equipe. Nas provas de solo e salto, os ginastas usam calções de ginástica e *collants*, tipo regata, de qualquer cor. A utilização de sapatilhas e meias é permitida, mas não obrigatória. Nas demais provas, cavalo com alças, argolas, paralelas e barra fixa, o ginasta deve usar *collant* tipo regata e calças compridas de qualquer cor, e os pés devem estar calçados com meias e, opcionalmente, sapatilhas da mesma cor das calças.

Em caso de queda do aparelho (cavalo com alças, argolas, paralelas e barra fixa), durante uma série, o ginasta tem até 30 segundos para retomar a execução da mesma, do ponto em que havia sido interrompida. O exercício que provocou a queda poderá ser repetido, a critério do ginasta, para completar as exigências de composição da série. Exercícios não completados sobre o aparelho não têm seu valor considerado na avaliação.

Componentes da avaliação

Nota D (dificuldade, valor da série/conteúdo)

A nota D no solo, cavalo com alças, argolas, paralelas e barra fixa inclui os seguintes fatores de avaliação: valor de dificuldade, exigências de composição e valor das combinações. A nota D no salto corresponde ao valor do salto constante na tabela de saltos.

Valor de dificuldade

O Código de Pontuação contém tabelas de elementos específicas para cada aparelho, nas quais cada elemento é identificado com um número. Os elementos são divididos em categorias, conforme sua dificuldade, de A a G, sendo o elemento A o mais simples. Esses elementos possuem os seguintes valores:

- Partes A = 0,10 p.
- Partes B = 0,20 p.
- Partes C = 0,30 p.
- Partes D = 0,40 p.
- Partes E = 0,50 p.
- Partes F = 0,60 p.
- Partes G = 0,70 p.

Para cálculo do valor de dificuldade da série são considerados os 9 elementos mais difíceis, no máximo 4 de um mesmo grupo de elementos, incluindo obrigatoriamente a saída e somados seus valores. Não há valor máximo determinado.

Exigências de composição

São específicas de cada aparelho e valem até 2,50 p. Cada item cumprido é somado à nota, e não mais subtraído, como na edição anterior do Código de Pontuação.

Valor de ligações/combinações

São bonificações atribuídas a ligações diretas de 2 ou mais elementos de grande dificuldade. Para cada ligação, dependendo de sua dificuldade e de critérios especiais para cada aparelho, pode-se obter 0,10 p ou 0,20 p. Não há valor máximo total.

Nota E (execução) – Nota máxima 10,0 p

A avaliação da execução das séries nos diferentes aparelhos e dos saltos sobre o cavalo é feita a partir de 10 pontos. São feitas deduções por falhas de postura, técnica, aterrissagem, entre outras específicas de cada aparelho.

As deduções variam de 0,10 p para falhas mais leves, como, por exemplo, pequenos desequilíbrios ou ligeiros desvios da postura correta, até 1,0 p para quedas e outras falhas graves.

Para séries muito curtas a nota máxima de execução será diminuída. Nesses casos, a banca *D* informa aos demais membros da banca de arbitragem qual a máxima nota *E* possível.

Solo

Medidas

A área do tablado de solo, a ser utilizada para a execução da série, é um quadrado com 12 m de lado. Caso o ginasta pise fora dessa área, durante a execução da série, ele receberá um desconto.

Características da prova

A série de solo deve ser executada de forma a utilizar todo o tablado. A duração da série não deve ultrapassar os 70 segundos. Na série, devem predominar os exercícios acrobáticos, apresentados em uma composição harmônica que inclua elementos de flexibilidade, força, equilíbrio, paradas de mãos e elementos ginásticos de ligação. A última sequência da série deve ser finalizada por um elemento acrobático que aterrisse sobre ambos os pés.

Exigências especiais

Exigências de composição – Banca D

A série de solo masculina deve conter, no mínimo, 1 elemento de cada um dos 4 grupos listados a seguir, constantes da tabela de exercícios do Código de Pontuação:

- Grupo 1: elementos não acrobáticos, como exercícios de força, de flexibilidade, volteios e outras passagens de pernas, saltos ginásticos, equilíbrios.
- Grupo 2: exercícios acrobáticos para frente.
- Grupo 3: exercícios acrobáticos para trás.
- Grupo 4: exercícios acrobáticos para o lado ou tipo TWIST (com impulsão de costas, salto com ½ giro e mortal para frente), ou ainda com impulsão de frente, ½ giro e mortal para trás.
- Saída (exigência 5): exercício acrobático com aterrissagem sobre ambos os pés.

Cavalo com alças

Medidas

O cavalo tem 160 cm de comprimento, 35 de largura e altura de 105 cm acima da superfície do colchão. As alças têm 12 cm de altura e a distância entre elas pode variar entre 40 e 45 cm.

Características da prova

A série de cavalo com alças é caracterizada por movimentos pendulares, chamados de tesouras, e circulares, chamados de volteios, com pernas unidas ou afastadas (*flair*), executados em diferentes situações de apoio, em todas as partes do cavalo. São permitidos ainda impulsos à parada de mãos, com pernas unidas ou afastadas, mas eles devem ser executados no impulso, sem interrupção do movimento ou utilização evidente de força. Não são permitidos elementos de força ou estáticos.

Exigências de composição | Banca D

A série de cavalo deve conter, no mínimo, 1 elemento de cada um dos grupos listados a seguir:

- Grupo 1: elementos de impulso de 1 perna e tesouras.
- Grupo 2: volteios com pernas unidas ou afastadas, também com giros adicionais ou passando pela parada de mãos.
- Grupo 3: transportes
- Grupo 4: impulsos/passagens faciais e laterais, elementos combinados.
- Grupo 5: saídas.

Argolas

Medidas

As argolas devem estar a 260 cm acima da superfície do colchão. As argolas têm 18 cm de diâmetro. A distância entre elas é de 50 cm.

Características da prova

Uma série de argolas deve ser composta por elementos de impulso, de força e estáticos, em quantidade equivalente. Os elementos devem passar pela suspensão, apoio e parada de mãos. Deve predominar a execução com braços estendidos. Os cabos das argolas não devem balançar nas posições estáticas, ou ser cruzados durante a execução de algum elemento. Eles também não podem ser tocados por qualquer parte do corpo do ginasta. O ginasta deve iniciar a sua série em suspensão, perfeitamente parado.

Exigências de composição | Banca D

A série de argolas deve conter, no mínimo, 1 elemento de cada um dos grupos listados a seguir:

- Grupo 1: *kippes* e impulsos, também ao esquadro.

- Grupo 2: impulsos à parada de mãos (manter 2 segundos).
- Grupo 3: impulsos a elementos de força, com exceção do esquadro (manter 2 segundos).
- Grupo 4: elementos de força e estáticos (manter 2 segundos).
- Grupo 5: saídas.

Salto

Altura

A mesa de salto, para a prova de salto masculina, deve encontrar-se a uma altura de 135 cm acima do chão. Para orientar os árbitros no que se refere a desvios de direção na execução do salto, uma faixa de 95 cm junto à mesa a 150 cm de largura na extremidade distal do colchão de aterrissagem é marcada. O ginasta deve finalizar com estabilidade a aterrissagem dentro dessa faixa.

Características da prova

O ginasta deve posicionar-se com pernas unidas para iniciar a corrida, que poderá ter, no máximo, 25 m de comprimento. Uma vez iniciada a corrida, o salto deverá ser executado. Caso o ginasta não toque na prancha, na mesa ou passe por baixo do aparelho no final da corrida, ele poderá realizar uma segunda corrida e salto, porém receberá desconto de 1,0 p. Uma terceira tentativa não será permitida. Quando a competição exige dois saltos, uma terceira corrida será permitida, com desconto, mas não uma quarta. Todos os saltos devem aterrissar sobre os dois pés, de frente ou de costas para a mesa de salto. Não são permitidos saltos com mortal no 1º voo ou com pernas afastadas. As fases do salto avaliadas são o 1º voo, 2º voo, incluindo a fase de apoio, e a aterrissagem, bem como a direção e a amplitude geral do salto.

Banca D | Exigências especiais

Nas competições preliminar, final individual geral e final por equipes, o ginasta executará apenas um salto. Caso ele queira se classificar para a final por aparelhos, deverá executar, já na preliminar, dois saltos diferentes, conforme exigências para a final por aparelhos. Para a classificação da equipe, valerá o primeiro salto executado.

Na final por aparelhos, deverão ser executados dois saltos de grupos diferentes com 2º voo diferente. A nota final será a média dos dois saltos.

- Grupo 1: reversões e Yamashitas.
- Grupo 2: Tsukaharas e Kasamatsus (reversões com ¼ de giro sobre o eixo longitudinal no primeiro voo e mortais no segundo voo).
- Grupo 3: saltos partindo do rodante no final da corrida (impulsão sobre a prancha de costas para a mesa), também com ¼ de giro no 1º voo e 2º voo para trás.
- Grupo 4: saltos partindo do rodante com ½ giro no 1º voo e 2º voo para frente.
- Grupo 5: saltos partindo do rodante com ¾ ou 1/1 giro no 1º voo e 2º voo para trás.
- Saltos nulos: caso ocorra alguma das situações listadas a seguir, o salto será considerado nulo, não sendo permitida nova tentativa:
  - Correr e não realizar o salto.

- Tocar a mesa de salto com os pés.
- Não apoiar as mãos sobre o aparelho.
- Não aterrissar sobre os pés.
- Aterrissar intencionalmente de lado para a mesa.
- Executar um salto não permitido.
- Executar, na final por aparelhos, o segundo salto igual ao primeiro.
- Executar um salto com rodante (grupo 5) sem a proteção de prancha.

Paralelas

Altura

As barras devem estar a 180 cm acima da superfície do colchão. A distância entre elas pode ser ajustada individualmente, variando entre 42 e 52 cm.

Características da prova

Em uma série moderna de paralelas devem predominar os exercícios de impulso e voo, passando pela suspensão e pelo apoio, utilizando todas as possibilidades do aparelho. O ginasta pode utilizar a prancha para executar a entrada e deve iniciar a série sempre com pernas unidas. Não são permitidos elementos de força ou estáticos que não estejam contidos nas tabelas de exercícios.

Exigências de composição | Banca D

A série de paralelas deve conter, no mínimo, 1 elemento de cada um dos grupos listados a seguir:

- Grupo 1: elementos em apoio ou passando pelo apoio nas duas barras.
- Grupo 2: elementos iniciados no apoio braquial.
- Grupo 3: elementos de impulso passando pela suspensão em 1 ou 2 barras.
- Grupo 4: sublançamentos e oitavas.
- Grupo 5: saídas.

Barra fixa

Altura

A barra tem um diâmetro de 28 mm e se encontra a 260 cm acima da superfície do colchão.

Características da prova

A série de barra deve ser dinâmica, composta exclusivamente de exercícios de impulso e balanço, e executada com fluência. Deve incluir elementos com giros, voos, elementos executados próximo e longe da barra, em tomadas variadas. Não são permitidas pausas ou elementos estáticos. O ginasta pode saltar à suspensão na barra, para iniciar a série de duas formas, com ou sem auxílio do treinador:

- Com pequena corrida, já iniciando o balanço quando toma a barra, ou
- Partindo da suspensão estática.

Em qualquer um dos casos, as pernas deverão estar unidas e estendidas ao deixar o solo.

Exigências de composição | Banca D

A série de barra fixa deve conter, no mínimo, 1 elemento de cada um dos grupos listados a seguir:

- Grupo 1: impulsos passando pela suspensão alongada com e sem giro sobre o eixo longitudinal.
- Grupo 2: elementos com voo.
- Grupo 3: elementos próximos à barra.
- Grupo 4: elementos em tomada cubital e suspensão dorsal e elementos executados de costas para a barra.
- Grupo 5: saídas.

Regras Básicas de Competição da Ginástica de Trampolim

Composição da série

Uma série de trampolim deve ser composta por 10 elementos, executados seguidamente, sem saltos estendidos intermediários. A contagem dos elementos é feita a cada toque na rede. Por exemplo: na combinação *da posição de pé, saltar à posição sentada e, a seguir, levantar à posição de pé*, teremos 2 elementos.

Antes de iniciar a série propriamente dita, o saltador tem direito a saltar em pé, para tomada de impulso, por até 1 minuto. Durante este período, não é feita qualquer avaliação; o saltador pode interromper seus saltos de impulso, se estiver desequilibrado, para depois retomá-los, porém não deverá caracterizar nenhum salto que possa ser considerado como início de série. Caso este tempo seja ultrapassado, haverá um desconto de até 0,30 ponto (p), de cada árbitro de execução.

Uma vez iniciada a série, com a execução do primeiro elemento, ela não mais poderá ser interrompida. Não são permitidas segundas tentativas de séries, a menos que o saltador seja perturbado por fatores alheios à sua responsabilidade (falha na aparelhagem, por exemplo).

Uma série será considerada interrompida, e consequentemente encerrada, quando o saltador cometer uma das seguintes falhas:

- Não aterrissar com ambos os pés simultaneamente sobre a rede (em caso de aterrissagens de pé).
- Não aproveitar a elasticidade da rede para a execução do elemento seguinte.
- Tocar qualquer coisa que não a rede, com qualquer parte do corpo.
- Ser tocado por um auxiliar ou pelo colchão auxiliar.
- Abandonar o trampolim, em virtude de desequilíbrio.
- Executar um salto intermediário estendido.

Não será avaliado o elemento no qual ocorreu a interrupção, com exceção do primeiro item.

A finalização da série deverá ser feita sob controle, em posição de pé, com ambos os pés sobre a rede. Após o último elemento, o saltador poderá executar mais 1 salto estendido, de pé, usando o impulso da rede. Depois deste salto, ou imediatamente após a execução do último elemento da série, o saltador deverá amortecer o impulso e permanecer em posição de pé, equilibrado e imóvel, por 3 segundos. Somente então a série será considerada terminada.

Avaliação das séries de trampolim

A avaliação de uma série de trampolim engloba 3 fatores distintos, avaliados separadamente.

Execução

Refere-se à forma como os elementos são apresentados, no que diz respeito à técnica dos movimentos, postura, precisão, amplitude, deslocamentos sobre a rede (todos os elementos deveriam ser realizados no retângulo central demarcado sobre a rede) e finalização da série. Uma série com 10 elementos será avaliada a partir de 10 p. Séries interrompidas, com menor número de elementos, serão julgadas pelo número de elementos completados sobre a rede do trampolim (5 elementos = 5 p, por exemplo).

Tempo de voo

Deve ser avaliado eletronicamente. O árbitro 8 é responsável pela operação do cronômetro, que marca o tempo de execução dos 10 elementos que compõe a série, em 1/1000 de segundo. O valor é arredondado para 3 casas decimais.

Dificuldade

Refere-se ao valor dos elementos apresentados. O valor dos elementos é calculado, somando-se o número de rotações sobre o eixo longitudinal e transversal, da seguinte forma:

- Para cada ¼ de giro sobre o eixo transversal (rotação para frente ou para trás), obtém-se 0,10 p. Exemplos:
  - Partindo da posição de pé, executar o salto costas (até a posição de costas sobre a rede) – vale 0,1 p, pois foi realizado ¼ de rotação para trás.
  - Partindo da posição de costas sobre a rede, levantar à posição de pé – vale 0,1 p, pois foi realizado ¼ de rotação para frente.
- Para cada ½ giro (180°) sobre o eixo longitudinal (parafuso, pirueta), obtém-se 0,10 p. Exemplo:
  - Salto em pé com 1 giro (360°) vale 0,20 p.
- Saltos de pé, nas posições grupada, afastada-carpada e carpada, e também o salto sentado (sentar ou levantar), não apresentam qualquer giro, portanto têm valor de dificuldade 0,0 p. No entanto, são saltos válidos, e são contados na composição da série para a obtenção dos 10 elementos.
- Exercícios com rotações combinadas terão o valor correspondente à soma dos diversos giros apresentados. Exemplo:
  - Da posição de costas sobre a rede, levantar com ½ giro sobre o eixo longitudinal, à posição de pé, vale 0,2 p, pois tem ¼ de rotação para frente (de costas para de pé), mais ½ giro sobre o eixo longitudinal.
- Mortais simples ou múltiplos recebem ainda uma bonificação de 0,1 p, para cada mortal completado. Exemplos:
  - Mortal simples para trás, grupado, vale 0,5 p, pois tem 4/4 de rotação para trás e ganha bonificação de 0,1 p pelo mortal completado.

- Duplo mortal para trás, grupado, vale 1,0 p, pois tem 8/4 de rotação para trás e ganha bonificação de 0,2 p por 2 mortais completados.
- 5/4 de mortal para trás, à posição de costas, vale 0,6 p, pois tem 5/4 de rotação para trás e ganha 0,1 p por 1 mortal completado.
- Mortais simples, executados na posição carpada ou estendida, terão uma bonificação de 0,1 p. Mortais simples (não duplos), quando executados com qualquer quantidade de giro sobre o eixo longitudinal, não recebem bonificação pela posição.
- Mortais duplos ou superiores recebem um máximo de 0,2 p de bonificação pela posição. Exemplos:
  - Mortal para trás carpado, vale 0,6 p (0,5 p pelo mortal e 0,1 p pela posição).
  - Mortal para frente com ½ parafuso (chamado de *barani*), vale 0,6 p, (0,5 p pelo mortal e 0,1 p pelo giro sobre o eixo longitudinal) em qualquer posição (grupado, carpado ou estendido).
  - Mortal para trás estendido com 1 parafuso (360°) vale 0,70 p (0,5 p pelo mortal e 0,2 p pelo giro sobre o eixo longitudinal).
  - Duplo mortal para frente com ½ parafuso (chamado de *barani out*) vale 1,1 p quando grupado e 1,3 p, quando carpado ou estendido.
- Saltos repetidos terão seu valor de dificuldade considerado apenas uma vez, mas eles são válidos na contagem dos 10 saltos que compõem a série.

A nota final

As bancas de arbitragem nas competições de trampolim acrobático individual são compostas por 1 árbitro chefe, 2 árbitros de dificuldade, 5 árbitros de execução e 1 responsável pelo tempo de voo.

O cálculo da nota final do saltador, em determinada apresentação, é feito da seguinte forma:

- Das 5 notas dos árbitros de *execução*, eliminam-se a maior e a menor e somam-se as 3 notas intermediárias, obtendo-se a nota de *execução* (valor máximo possível = 30 p).
- O valor da *dificuldade* (nota única), determinado pelos 2 árbitros de dificuldade, em conjunto, através da soma dos giros, é somado ao total da execução e ao *tempo de voo*, obtendo-se a nota final.

  Exemplo:

Árbitros de execução	Notas	Total da execução
1	8,0	
2	8,2	
3	7,7*	24,1
4	7,9	
5	8,5*	*Maior e menor eliminadas
Árbitros de dificuldade		**8,5**
Tempo de voo		**12,1**
Nota final: 24,1 + 8,5 + 12,1 =		**44,7**

Procedimentos de competição

Antes de a competição ter início, em período determinado pela organização do evento, todos os participantes devem entregar seus cartões de competição, com a descrição da série a ser executada e os valores de dificuldade de cada exercício. Para tanto, deve ser utilizada a nomenclatura oficial (ver adiante).

A ordem de apresentação, na competição, é determinada por sorteio.

Há um período de aquecimento geral, precedendo o início das provas, de no mínimo 1 hora (dependendo do número de participantes e aparelhos disponíveis).

Para a competição, os participantes são divididos em grupos de aproximadamente 10 pessoas. Para cada grupo há um período de aquecimento imediatamente antes da chamada para competir, suficiente para que cada participante faça uma subida de 30 segundos no aparelho.

Uma vez chamado para competir, o participante deve aguardar o sinal do árbitro chefe para, então, dar início à sua série. Séries iniciadas antes da autorização são invalidadas e não podem ser repetidas.

Não são aceitos protestos referentes às notas obtidas pelos saltadores, a menos que eles se refiram a erros de cálculos na nota final ou de dificuldade da série. Os protestos devem ser apresentados por escrito, pelo responsável pela equipe, e dirigidos ao diretor de competição, que o encaminha ao árbitro chefe, para as providências necessárias para análise do pedido de revisão de nota.

Nomenclatura internacional | Exercícios básicos

Salto grupado	Tucked (C)
Salto carpado	Piked (B)
Salto afastado	Straddle
Salto (aterrissando de) costas	Back drop
Salto frontal	Front drop
Salto sentado	Sit drop
Mortal para trás grupado	Back C
Mortal para trás carpado	Back B
Mortal para trás estendido	Back A
Mortal para frente	Front (A, B ou C)
Mortal para frente com ½ parafuso (180°)	Barani
Mortal para trás com 1 parafuso (360°)	Full
Com 2 parafusos (720°)	Double full
Mortal para frente com 1 ½ parafuso (540°)	Rudolph (Rudy)
Mortal para frente com 2 ½ parafuso (900°)	Randolph (Randy)
Da posição frontal, mortal para trás ou para frente	Cody
Da posição de costas, mortais para frente	... Ball out
Duplo mortal para trás	Double back

Bibliografia

Capítulo 1

FÉDÉRATION INTERNATIONALE DE GYMNASTIQUE. *Objectif an 2000*. Moutier: FIG, 1991.

PÚBLIO, N.S. *Evolução histórica da ginástica olímpica*. Guarulhos: Phorte, 1998.

STEINS, G. *Wo das Turnen erfunden wurde... Friedrich Ludwig Jahn und die 175jährige Geschichte der Hasenheide*. Berlim: Berliner Forum, 1986.

Capítulo 2

BROCHADO, F.A. Trampolim acrobático: uma modalidade esportiva nova no Brasil e no mundo. *Boletim Informativo do Departamento de Educação Física*. Rio Claro: Unesp, 1991.

FÉDÉRATION INTERNATIONALE DE GYMNASTIQUE. *Milestones in the history of trampoline*. Disponível em www.fig-gymnastics.com, acesso em 10 de outubro de 2003.

Capítulo 3

KNIRSCH, K. *Fundamentum des Gerätturnens*. Kirchentellinsfurt: Barbara Knirsch, 1991.

KNIRSCH, K. *Lehrbuch des Gerät- und Kunstturnens – Band 1*. Böblingen: Central-Druck, 1983.

Capítulo 4

KNIRSCH, K. *Gerätturnen mit Kindern*. Stuttgart: Central-Druck, 1976.

Capítulo 6

ETS MAGGLINGEN. *Trampolinturnen*. Magglingen: ETS Magglingen Jugend + Sport, 1988.

RIEHLE, H. *Arbeitsstreifen Trampolinspringen*. Schorndorf: Hofmann, 1972.

SCHULZ, D. *Methodik des Trampolinspringens*. Schorndorf: Hofmann, 1972.

Capítulo 7

FÉDÉRATION INTERNATIONALE DE GYMNASTIQUE. *Wertungsvorschriften 2013-2016 – Kunstturnen der Frauen.* Disponível em www.fig-gymnastics.com, acesso em junho de 2015.

FÉDÉRATION INTERNATIONALE DE GYMNASTIQUE. *Wertungsvorschriften 2013-2016 – Kunstturnen der Maenner.* Disponível em www.fig-gymnastics.com, acesso em junho de 2015.

Capítulo 8

FÉDÉRATION INTERNATIONALE DE GYMNASTIQUE. *Code of Points 2013-2016 – Trampoline Gymnastics.* Disponível em www.fig-gymnastics.com, acesso em junho de 2015.

Índice Alfabético

A
Acrobacias, 98
Aparelhos de ginástica, 2
Apoio, 10
Argolas, 128, 138
- série masculina
- - características da prova, 138
- - exigências de composição, 138
- - medidas, 138
Aterrissagem, 68
- no trampolim, 98
Avaliação das séries, 129
- componentes da, 130, 136
- de trampolim, 144
- - nota final, 145
- femininas, 130
- - nota D (dificuldade, valor da série/conteúdo), 130
- - nota E (execução), 131
- masculinas, 136
- - nota D (dificuldade, valor da série/conteúdo), 136
- - nota E (execução), 137

B
Balanço(s), 85
- em suspensão ou apoio, 11
- parte da parada de mãos, 12
Bancas de arbitragem para cada aparelho, composição das, 129
- cálculo da nota final, 129
Banco sueco, 24
Barani
- minitrampolim, 94
- trampolim, 120
Barra, 76
- alta, 85
- baixa, 78
- fixa, 128
- - adaptada, 76
- - série masculina
- - - altura, 140
- - - características da prova, 140
- - - exigências de composição, 141

C
Câmbio, 13
Cavalo com alças, 128
- série masculina
- - características da prova, 138
- - exigências de composição, 138
- - medidas, 138
Centro de massa, 10
Cody (5/4 de mortal para trás, partindo da aterrissagem frontal), 123
Confederação Brasileira de Ginástica, 6
Conservação do impulso, 16
Contraimpulso, 85

D
Descrição de exercícios, 10
Dificuldade, séries de trampolim, 144
Dominações, 13

E
Eixo(s)
- de rotação, 14
- - fixo(s), 15
- - - com movimento pendular, 15

- - - horizontal, 15
- - - passageiros, 15
- - semifixo, 15
- do corpo humano, 14
- frontal ou anteroposterior, 14
- livres, 16
- longitudinal, 14
- transversal, 14
Energia
- cinética, 19
- de tensão, 19
- potencial, 19
Equilíbrio(s), 10, 17
- estável, 17
- instável, 17
- neutro, 17
Espacato, 9
Estado de rotação, 16
Execução, séries de trampolim, 144
Exercícios
- básicos, 29
- - séries de trampolim, 146
- de adaptação ao aparelho, 78
- para o aprendizado
- - da impulsão, 69
- - de uma aterrissagem correta, 68
- para o lado, 11
Exigências de composição, 131, 136

F
Fase(s)
- de acrobacia, 97
- de aterrissagem, 97
- de impulsão, 97
- dos saltos no trampolim, 97
Federação Internacional de Ginástica, 6
Federação Internacional de Trampolim (FIT), 7
Flexão dos braços, 85
Flexibilidade, 23, 25
Flic-flac, 12, 57
Força, 18

G
Gangorrinha, 29, 30, 33
Ginástica
- artística
- - competições de, 127

- - iniciação desportiva e treinamento de, 24
- - origens da, 1-5
- - planejamento de aulas e treinamentos de, 25
- - planejamento de treinamento, 27
- - primeiros contatos com a, 23
- - treinamento de, 24
- de trampolins, 87
- - composição da série de, 143
- - regras básicas de competição da, 143
Giro(s), 13
- facial para trás, 82
- sobre o eixo longitudinal, 13

H
Habilidades motoras, 23

I
Impulsão, 69
Inércia, 17
Iniciação desportiva, 24

J
Jahn, Ludwig Friedrich, 1

K
Kippe, 12, 50, 83
- de cabeça, 50, 51
- de nuca, 52
- sequência básica proposta, 85

M
Mergulhos, 32
- minitrampolim, 91
Minitrampolim, 7, 87
- adaptação ao aparelho, 88
- aterrissagem, 87
- barani, 94
- mergulho (peixe), 91
- mortal
- - para frente, 91
- - para trás, 91
- salto(s)
- - afastado, 89
- - carpado, 89
- - em pé com giros sobre o eixo longitudinal, 90
- - estendido, 88

- - grupado, 89
Mortal(is), 12
- japonês, 63
- para frente (grupado), 60
- - minitrampolim, 91
- - trampolim, 118
- para trás, 64
- - minitrampolim, 91
- - trampolim, 116
Movimento(s)
- de Felge, 13
- pendular, 16

N
Nissen, George, 7
Nomenclatura internacional, séries de trampolim, 146

O
Oitava(s), 13, 80
Oliveira Filho, José Martins, 7

P
Parada(s), 10
- de cabeça, 37
- - com pernas unidas e estendidas, 39
- - partindo da posição afastada, 38
- de mãos, 39
- - à força, 40
- - correta, 40
- - e giro sobre uma das mãos, 41
- - e meia volta, 41
Parafuso, 13
Paralelas, 128
- assimétricas, série feminina
- - características da prova, 133
- - exigências especiais, 133
- - medidas, 133
- série masculina
- - altura, 140
- - características da prova, 140
- - exigências de composição, 140
Pirueta, 13
Ponte, 46
- para frente, 49
- para trás, 47
Ponto morto, 17

Posição(ões)
- afastada, 9
- afastada-carpada, 9
- básicas do corpo, 9
- carpada, 9
- estendida, 9
- grupada, 9
- no trampolim, 99
- sentada no momento da aterrissagem, trampolim, 105
Procedimentos de competição, séries de trampolim, 146
Proteção
- com cinto de segurança, 115
- com colchão, 115
- para o aprendizado dos mortais, 114
Provas ou aparelhos de competição, 128
Pull over, 113

R
Regras básicas de competição da ginástica de trampolim, 143
Regulamentos e códigos de pontuação de competições de ginástica artística, 127
Relação executante-aparelho, 9
- facial ou de frente, 9
- dorsal ou de costas, 9
- lateral ou de lado, 9
Reversão, 12, 54, 74
Roda, 42
- pré-impulso, 44
- proteção/auxílio, 44
Rodante, 45
Rolamento(s), 29
- com pernas afastadas, 35
- para frente, 30
- - com pernas unidas e estendidas, 36
- para trás, 33
- - à parada de mãos, 41

S
Saída estendida por baixo da barra, 81
Salto(s), 67, 128
- ¾ para frente, trampolim, 121
- ¾ para trás, trampolim, 122
- afastado, 73
- - minitrampolim, 89

- - trampolim, 103
- carpado
- - minitrampolim, 89
- - trampolim, 104
- com 1/2 parafuso, 111, 113
- com giro sobre o eixo longitudinal, trampolim, 104
- de costas (dorsal), trampolim, 107
- elementares no plinto transversal, 70
- em pé
- - com giros sobre o eixo longitudinal, minitrampolim, 90
- - trampolim, 101
- - - variações de, 102
- estendido, minitrampolim, 88
- frontal (facial), trampolim, 109
- grupado, 72
- - minitrampolim, 89
- - trampolim, 103
- sentado, trampolim, 105
- série feminina
- - características da prova, 131
- - exigências especiais, 132
- - medidas, 131
- série masculina
- - altura, 139
- - características da prova, 139
- - exigências especiais, 139
- sobre o plinto longitudinal, 72
Sentido do movimento, 10
Solo, 29, 128
- série feminina
- - características da prova, 135
- - exigências especiais, 135
- - medidas, 135

- - valor de dificuldade, 135
- série masculina
- - características da prova, 137
- - exigências especiais, 137
- - medidas, 137
Sublançamento(s), 13, 81
Suspensão, 10

T
Tempo de voo, séries de trampolim, 144
Terminologia, 9
Tipos de movimento, 14
Trabalho/Rendimento, 18
Trampolim acrobático (cama elástica)
- como frear (interromper) o impulso no, 101
- conceitos técnicos, 97
- exercícios de adaptação ao aparelho, 100
- formas de aterrissagem no, 98
- montagem do aparelho, 96
- origens do, 7
- posições, 99
- - carpada (pike), 99
- - estendida (stretched), 100
- - grupada (tuck), 99
- - semiestendida (puck), 100
- regras de segurança, 95
- utilização do colchão de segurança, 97
- utilização do trampolim, 96
Trampolins, ginástica de, 87
Trave de equilíbrios, série feminina
- características da prova, 134
- exigências especiais, 134-135
- medidas, 134
- valor de dificuldade, 134
Tumbling, 7

Impresso por